WFSBP(生物学的精神医学会世界連合)版
単極性うつ病の生物学的治療ガイドライン 第Ⅰ部
大うつ病性障害の急性期と継続期の治療
2013年改訂版

Michael Bauer
Andrea Pfennig
Emanuel Severus
Peter C. Whybrow
Jules Angst
Hans-Jürgen Möller
on behalf of the Task Force on Unipolar Depressive Disorders

訳
山 田 和 男

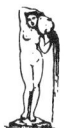

星 和 書 店

Seiwa Shoten Publishers

2-5 Kamitakaido 1-Chome
Suginamiku Tokyo 168-0074, Japan

The World Federation of Societies of Biological Psychiatry (WFSBP)
Guidelines for Biological Treatment of Unipolar Depressive Disorders, Part 1:
Update 2013 on the acute and continuation treatment of unipolar depressive disorders

Michael Bauer

Andrea Pfennig

Emanuel Severus

Peter C. Whybrow

Jules Angst

Hans-Jürgen Möller

on behalf of the Task Force on Unipolar Depressive Disorders

Translated from English

by

Kazuo Yamada, M.D.

English edition copyright © 2013 Informa UK Ltd. (Informa Healthcare, Taylor & Francis AS)

Japanese edition copyright © 2014 Seiwa Shoten Publishers, Tokyo

訳者まえがき

　本書は，生物学的精神医学会世界連合（WFSBP）が2013年に改訂した，「The World Federation of Societies of Biological Psychiatry (WFSBP) guidelines for biological treatment of unipolar depressive disorders, part 1: update 2013 on the acute and continuation treatment of unipolar depressive disorders.」の日本語訳である。このガイドライン（英文）は，The World Journal of Biological Psychiatry 誌の第14巻（2013年）の p.334-385 に掲載されているが，WFSBP のホームページ（http://www.wfsbp.org/）でも閲覧が可能である。

　本文にもあるように，本ガイドラインのオリジナルは，2002年に公表された「WFSBP版単極性うつ病性障害の生物学的治療ガイドライン」である（2002年版の日本語訳も，小生の訳にて，2003年に星和書店から出版させていただいた）。2002年版から今回の改訂版（2013年）までに11年のブランクがあったが，その間に多くの単極性うつ病性障害の生物学的治療に関するエビデンスが報告された。当然のことながら，2013年改訂版は，これらのエビデンスを反映したものとなっている。

　主な変更点としては，まず第一に，抗うつ薬として推奨される薬剤の数が，35（2002年版）から38（2013年改訂版）へと増加していることが挙げられよう。わが国においても，セルトラリン〈ジェイゾロフト〉(2006年)，ミルタザピン〈リフレックス，レメロン〉(2009年)，デュロキセチン〈サインバルタ〉(2010年)，エスシタロプラム〈レクサプロ〉(2011年) の4剤が上市された。次に，軽症うつ病に対する治療法の選択肢の変化が挙げられよう。この変化は，NICE（英国国立医療技術評価機構）ガイドライン等の影響も多分に受けていると思われるが，軽症のうつ病エピソードに対しては，心理教育や精神療法が，抗うつ薬に代わる治療選択肢となった。

　しかし，2013年改訂版における最大の変更点は，増強療法における非定型抗精神病薬の使用に関する記載であろう。2002年版から2013年改訂版の間に，アリピプラゾール〈エビリファイ〉，オランザピン〈ジプレキサ〉（適応外使用），クエチアピン〈セロクエル〉（適応外使用），リスペリドン〈リスパダール〉（適応外使用）による増強療法に関するエビデンスが，次々と報告された。2002年版では，リスペリドンとオランザピンによる増強療法のみがレベル C（当時の分類法による。ちなみに，リチウムはレベル A であった）と低い推奨度であった（アリピプラゾールとクエチアピンに関する報告はされていなかった）ものが，2013年改訂版では，アリピプラゾールとクエチアピンによる増強療法は，リチウムによる増強療法と同等の CE（エビデンスのカテゴ

リー)「A」, RG (推奨グレード)「2」となった (ちなみにRG「1」の増強薬剤はないため, 実質上の最推奨薬剤の一つとなっている)。わが国においても, 2013年6月, アリピプラゾール〈エビリファイ〉の効能・効果に,「うつ病・うつ状態 (既存治療で十分な効果が認められない場合に限る)」が追加された。

　近年, 国内外において, 数多くのうつ病に関する治療ガイドラインが公表・改訂されている。わが国においても, 日本うつ病学会が, 大うつ病性障害の治療ガイドラインを発表している。読み比べていただければわかるが, 本治療ガイドラインと日本うつ病学会の治療ガイドライン (いずれも2013年版である) とでは, 治療の推奨度に若干の差異を認める。これは, 他の治療ガイドライン (例えば, APA, CANMAT, NICE など) との間にもいえることである。情報化社会の現在においては, 治療ガイドライン作成のさいの情報源となるエビデンスは, リアルタイムで誰もが入手可能である。しかし, その解釈や重み付けの仕方は, 治療ガイドラインの著者ごとに異なるということであろう。複数の治療ガイドラインを読み比べるというのも一興である。

　訳者として, さらには本ガイドラインを作成したWFSBP特別委員会のメンバーの1人として, 読者諸氏がうつ病 (大うつ病性障害) の患者を治療するさいに, 本ガイドラインが少しでもお役に立てれば幸甚である。

　本ガイドラインを翻訳する機会を与えていただきました星和書店と, 編集の労をお取りいただいた岡部浩さんに深謝いたします。

平成26年2月

訳者記す

要旨

目的：このガイドラインは，生物学的精神医学会世界連合（WFSBP）特別委員会によって開発された。その目的は，単極性うつ病の治療法に関する，すべての利用可能なエビデンスを系統的に再調査することと，利用可能なエビデンスに基づいて，臨床的かつ科学的に有意な一連の診療上の推奨を作成することである。本ガイドラインは，単極性うつ病の患者を診察・治療している，すべての医師によって用いられることを意図したものである。

方法：2013年の改訂は，最新の文献を系統的に検索・評価する方法で行われた。ここに含まれる推奨は，いずれも本ガイドラインのための特別委員会によって承認されたものである。

結果：本ガイドラインの第Ⅰ部では，疾患の定義，分類，疫学，単極性うつ病の経過，急性期および継続期治療のマネジメントを網羅する。主に成人に対する生物学的治療〔抗うつ薬，その他の薬物療法，電気けいれん療法（ECT），光療法，付加的な新しい治療戦略を含む〕に関連するものである。

結論：今日では，エビデンスに基づいた抗うつ薬治療の選択肢の幅は広がっている。しかしながら，完全な寛解に至らずにいる患者の割合は，未だに相当に高い。また，身体的および精神的な合併症や，その他の特殊な条件に関しても，さらに詳しく検証されなければならない。それゆえ，質の高く有益なランダム化比較試験が早急に求められている。

キーワード：大うつ病性障害，急性期治療，継続期治療，薬物療法，抗うつ薬

略語

BDI	ベックうつ病尺度
CBT	認知行動療法
CE	エビデンスのカテゴリー
CGI	Clinical Global Impression
DSM	精神疾患の診断・統計マニュアル
ECT	電気けいれん療法
EPS	錐体外路系副作用
GAP	ドイツ・アルゴリズム計画
GBD	Global Burden of Disease 研究
HAMD	ハミルトンうつ病評価尺度
ICD	国際疾病分類
IPT	対人関係療法
MADRS	モンゴメリー・アスベルグうつ病評価尺度
MAOI	モノアミンオキシダーゼ阻害薬
MDD	大うつ病性障害
MDI	大うつ病尺度
NICE	英国国立医療技術評価機構
NNT	治療効果発現必要症例数
NPV	陰性的中率
NRI	選択的ノルエピネフリン再取り込み阻害薬
RCT	ランダム化比較試験
RG	推奨グレード
rTMS	反復経頭蓋磁気刺激
SD	断眠
SIADH	血清ナトリウム濃度低下
SNRI	(選択的) セロトニン・ノルエピネフリン再取り込み阻害薬
SSRI	選択的セロトニン再取り込み阻害薬
STAR*D	うつ病軽快のための逐次治療の選択肢に関する研究
TCA	三環系抗うつ薬
TDM	治療薬モニタリング
THREAD	実務的ランダム化比較試験
TMAP	テキサス薬物療法アルゴリズム計画
TRD	治療抵抗性うつ病
WFSBP	生物学的精神医学会世界連合
VNS	迷走神経刺激
YLD	障害生存年数

著者

- *Department of Psychiatry and Psychotherapy, Carl Gustav Carus University Hospital, Technische Universität Dresden, Dresden, Germany*
  Michael Bauer, Andrea Pfennig, Emanuel Severus

- *Department of Psychiatry and Biobehavioral Sciences, Semel Institute for Neuroscience and Human Behavior Los Angeles, University of California Los Angeles (UCLA), Los Angeles, CA, USA*
  Peter C. Whybrow

- *Department of Psychiatry, University of Zürich, Zürich, Switzerland*
  Jules Angst

- *Department of Psychiatry University of Munich, Munich, Germany*
  Hans-Jürgen Möller

- *The Task Force on Unipolar Depressive Disorders*
  議長：Michael Bauer（Germany）
  副議長：Jules Angst（Switzerland）
  書記：Andrea Pfennig（Germany），Emanuel Severus（Germany）
  メンバー：Mazda Adli（Germany），Ian Anderson（UK），José L. Ayuso-Gutierrez（Spain），David Baldwin（UK），Per Bech（Denmark），Otto Benkert（Germany），Michael Berk（Australia），Istvan Bitter（Hungary），Tom Bschor（Germany），Graham Burrows（Australia），Giovanni Cassano（Italy），Marcelo Cetkovich-Bakmas（Argentina），John C. Cookson（UK），Delcir da Costa（Brasil），Mihai D. Gheorghe（Romania），Heinz Grunze（UK），Gerardo Heinze（Mexico），樋口 輝彦（日本），Robert M.A. Hirschfeld（USA），Cyril Höschl（Czech Republic），Edith Holsboer-Trachsler（Switzerland），Rhee-Hun Kang（Korea），Siegfried Kasper（Austria），Cornelius Katona（UK），Martin B. Keller（USA），Selcuk Kirli（Trukey），E. Kostukova（Russia），Parmanand Kulhara（United Arab Emirates），David J. Kupfer（USA），Min-Soo Lee（Korea），Brian Leonard（Ireland），Rasmus W. Licht（Denmark），Se-Won, Lim（Korea），Odd Lingjaerde（Norway），Chia-Yih Liu（Taiwan），Henrik Lublin（Denmark），Julien Mendlewicz（Belgium），Philip B. Mitchell（Australia），Hans-Jürgen Möller（Germany），Jong-Woo Paik（Korea），Yong Chon Park（Korea），

Eugene S. Paykel (UK), Stanislaw Puzynski (Poland), A. John Rush (USA), Janusz K. Rybakowski (Poland), Isaac Schweitzer (Australia), André Tadić (Germany), Andre Tylee (UK), Jürgen Unützer (USA), Per Vestergaard (Denmark), Eduard Vieta (Spain), Peter C. Whybrow (USA), 山田 和男 （日本）, Aylin Yazici (Turkey)

コレスポンデンス

Michael Bauer, M.D., Ph.D., Professor of Psychiatry, Department of Psychiatry and Psychotherapy, Universitätsklinikum Carl Gustav Carus, Technische Universität Dresden, Fetscherstr. 74, D-01307 Dresden, Germany. Tel: +49 351 4582772. Fax: +49 351 4584324. E-mail: michael.bauer@uniklinikum-dresden.de

目 次

訳者まえがき　iii
要旨　v
略語　vi
著者　vii

はじめに …………………………………………………………………… 1
推奨の実行概要 …………………………………………………………… 1
 一般的な推奨　1
 生物学的治療の推奨　2
単極性うつ病 ……………………………………………………………… 4
 序言　4
 WFSBP ガイドラインの目的と対象読者　4
 文献調査とデータ抽出の方法　5
 推奨におけるエビデンスに基づいた分類　6
 大うつ病性障害の疫学と経過　9
 大うつ病性障害の治療適応と目標　12
大うつ病性障害の急性期治療 ………………………………………… 17
 治療アルゴリズム　17
 抗うつ薬　18
 軽症，中等症，重症のうつ病への抗うつ薬の使用　26
 ハーブ治療　49
 電気けいれん療法　49
 精神療法　52
 光療法　54
 付加的治療　55
 他の治療オプション　58
 治療抵抗性うつ病（TRD）　59
大うつ病性障害の継続期治療 ………………………………………… 61
特殊な状況における治療 ……………………………………………… 63
 うつ病とその他の精神疾患との併存　63
 高齢者におけるうつ病治療　66
 一般身体疾患によるうつ病　69
 妊娠中と授乳中のうつ病の治療　74
個別の治療アプローチ ………………………………………………… 75
新しい薬理学的アプローチ …………………………………………… 78

主著者らの財務情報開示　79
文献　80

はじめに

　この2013年改訂版ガイドラインは，生物学的精神医学会世界連合（WFSBP）特別委員会によって開発された。

　オリジナルである2002年版とプライマリーケア医向けの2007年版のガイドラインを開発したさいの目標は，単極性うつ病の治療法に関するすべての利用可能なエビデンスを系統的に再調査することと，利用可能なエビデンスに基づいて，臨床的かつ科学的に有意な一連の診療上の推奨を作成することであった。

　この2013年の改訂は，最新の文献を系統的に検索・評価する方法で行われた。ここに含まれる推奨は，いずれも本ガイドラインのための特別委員会によって承認されたものである。

　本ガイドラインは，単極性うつ病の患者を診察・治療しているすべての医師に用いられることを意図したものである。この第Ⅰ部は，疾患の定義，分類，疫学，単極性うつ病性障害の経過と，急性期および継続期治療のマネジメントを網羅する。本ガイドラインは，主に成人に対する生物学的治療〔抗うつ薬，その他の薬物療法，電気けいれん療法（ECT），光療法，付加的な新しい治療戦略を含む〕に関連する。

推奨の実行概要

一般的な推奨

　うつ病エピソード（ICD-10）や大うつ病性障害（DSM-Ⅳ-TR）の診断基準を満たす患者に対しては，一般的には，生物学的治療（薬理学的および非薬理学的アプローチ）が検討されるべきである。

　治療を開始する前に，過去の治療歴や治療経験，現在の臨床サブタイプ，現在の検査結果，疾病の重症度や自殺のリスクなどに基づいて，総合的治療計画が立てられるべきである。合併する精神疾患や身体疾患，非向精神薬の使用，心理社会的ストレス要因といったものも，抑うつ性の症候群に関与していたり治療の妨げとなったりしうるため，すべて考慮されなければならない。気分障害とその治療に対する反応の家族歴も調査されなければならない。

　いずれの生物学的治療が選択されるにしても，精神医学的マネジメントが開始され，

全治療期間を通じて続けられるべきである。これには，治療計画と治療設定の決定，治療同盟の確立と維持，自殺のリスクを含む精神医学的状態のモニタリングと再評価，診断の適切性の再評価，患者の治療反応性や副作用や一般身体疾患のモニタリング，治療へのアドヒアランスの重要性に関して患者と家族を教育することが含まれる。

急性期治療の究極の目的は，寛解に至らしめることである。抗うつ薬による治療を2週間程度行った後に反応を評価し，不十分な場合には，最適化戦略が実行されるべきである。最大の症状軽減効果が現れるまでには少なくとも8～10週を要することがあり，それは継続期治療に移行する前に必要な時間である。適切な治療を行うことで引き出せるはずの有益性の程度は，うつ病が重症であればあるほど増加する。

継続期治療の目的は，再発の予防，残遺症状の除去，発病以前の心理社会的・職業的レベルに患者を戻すことである。

維持期（予防）治療の狙いは，うつ病の新たなエピソードと自殺を予防することである〔本ガイドラインの第II部（本邦未刊行）を参照〕。

うつ病患者への抗うつ薬による治療を成功させるには，患者と家族に対して，利用できる治療オプション，薬剤が反応するまでの時間と反応の明らかな兆候，早期の副作用とそれらへの対処法，期待される治療経過などを教育することも重要である。

生物学的治療の推奨

抗うつ薬は，大うつ病性障害の大うつ病エピソード（中等症から重症のうつ病エピソード）の第一選択治療である。軽症のうつ病エピソードに対しても，場合によっては個人の特性および/または患者の要求に応じて抗うつ薬が適応となることもあるかもしれないが，そうした症例のほとんどは，心理社会療法のアプローチのみで十分であろう。

抗うつ薬を選択するさいに考慮する要素は，以下の通りである：患者の薬剤に対する過去の経験（反応性，忍容性，有害作用），合併する身体疾患や非向精神薬の併用，薬剤の短-長期における副作用，自殺のリスクがある患者が過量に服用したさいの毒性，薬剤に対する医師自身の経験，患者の薬剤に対するアドヒアランスの既往，薬物に反応した第一度近親者（親，子，同胞）の家族歴，患者の希望，予算面での制約の可能性，特殊な抗うつ薬の入手可能性，薬剤の認可の有無。

他のいかなるクラスの抗うつ薬よりも有効あるいは早期に効果を示すと証明された特定の抗うつ薬クラスはないものの，いくつかの三環系抗うつ薬（TCA）（アミトリプチリン〈トリプタノール〉，クロミプラミン〈アナフラニール〉）とvenlafaxineが，入院

中の重症うつ病患者に対しては，SSRIよりもいくらか効果的であるというエビデンスがある。副作用特性，他の薬剤との相互作用，過量に服用されたさいの危険性は，抗うつ薬によってかなり異なる。第2世代（例：bupropion, マプロチリン〈ルジオミール〉，ミアンセリン〈テトラミド〉，トラゾドン〈デジレル，レスリン〉）および第3世代（例：SSRI, SNRI, ミルタザピン〈リフレックス，レメロン〉）の（「より新しい」）抗うつ薬は，一般に，第1世代の（「より古い」）TCAと比較して忍容性が高いために，治療の中断が起こりにくい。このことは，「実生活」上の有効性の面で大きな差をもたらすであろう。

　最初の治療を適切に行ったとしても，どの抗うつ薬を用いたかにかかわらず，少なくとも30％のうつ病エピソードは十分に反応しない。そうした状況では，診断の正確性，また薬剤用量とアドヒアランスが十分か否かを，慎重に再検証しなければならない。その後で，次に採用できる理論的治療戦略は，以下の通りである：(1) 最初の抗うつ薬の増量（最大化），(2) 異なる薬理学的クラスの別の抗うつ薬への切り替え（例：SSRIからTCAまたはデュアル・アクションの抗うつ薬へ），(3) 同じ薬理学的クラスの別の抗うつ薬への切り替え（例：SSRIから別のSSRIへ），(4) 異なるクラスの2つの抗うつ薬の併用（例：SSRIまたはデュアル・アクションの抗うつ薬を，例えばミルタザピン〈リフレックス，レメロン〉と併用），(5) 抗うつ薬の有効性を増強する他の薬剤（例：リチウム〈リーマス〉，甲状腺ホルモン，非定型抗精神病薬）と抗うつ薬の併用，(6) 抗うつ薬と精神療法的介入との併用，(7) 抗うつ薬と非薬理学的な生物学的治療〔例：断眠療法，光療法，電気けいれん療法（ECT）〕との併用。これらの選択肢の中で，リチウム（適応外使用），クエチアピン〈セロクエル〉（適応外使用），アリピプラゾール〈エビリファイ〉による増強は，現時点で最もよく証明されている治療戦略である。

　ECTは，重症のうつ病からの急速な離脱が必要である特殊な状況（例：重症の精神病性うつ病，精神運動遅滞を伴う重症のうつ病，「真の」治療抵抗性うつ病，持続的な拒食，重度の希死念慮），以前にECTに対して明らかな治療反応を経験した患者，および特に妊娠第1三半期（第1トリメスター）の妊婦においてのみ，第一選択の戦略とみなされるべきである。

単極性うつ病

序言

　単極性うつ病の患者は，抑うつ症状を示す。軽躁病エピソード，躁病エピソード，混合性エピソードの完全な形での既往は認められず，この点が単極性うつ病と双極性感情障害とを区別する。単極性うつ病は，以下の3つの大きな診断上のグループに分類されてきた（ICD-10の診断，世界保健機構1992；WHO 1992）。対応するDSM-IV（米国精神医学会，APA 1994）の診断は［　］内に記す：

- うつ病エピソードまたは反復性うつ病性障害［DSM-IV：大うつ病性障害（MDD）——単一エピソード，または反復性］
- 気分変調症［DSM-IV：気分変調性障害と他の慢性うつ病性障害（不完全寛解のMDDと慢性MDD）］
- うつ病エピソード，特定不能で短期の反復性うつ病性障害［DSM-IV：閾値下うつ病］

　患者にもたらす結果（例：障害と自殺のリスク）や社会経済的な影響を考慮すると，これらのグループの中で臨床的に最も大きな意味をもつのは，大うつ病性障害（MDD）である。結果として，研究面でもMDDが最も注目されてきた。それゆえ，本ガイドラインにおける推奨の焦点は，MDD——急性期と継続期——の治療となる。大うつ病エピソードは，重症度に応じて，さらに3つのカテゴリー（軽症，中等症，重症）に分けられる。

WFSBPガイドラインの目的と対象読者

　本ガイドラインは，単極性うつ病についての現在の最新知識と，治療のためのエビデンスに基づく推奨を提供する。これは著者らによって開発され，50名の国際的な研究者と臨床医からなる「単極性うつ病性障害に関するWFSBP特別委員会」によって承認された。本ガイドラインで示した推奨は，単極性うつ病性障害の治療に関連するすべての利用可能なエビデンスを対象に行われた当初の系統的レビュー（2002，さらに2007年に

改訂）に基づくもので，臨床的および科学的に重要な新知見を含んでいる。この2013年の改訂は，最新の文献を系統的に検索して評価する方法で行われた。

　また，本ガイドラインには，単極性うつ病の最新治療に対する科学的な専門家や国際的な代表者の意見が含まれている。コンセンサスが得られなかったケースについては，著者らが最終的な判断をするように命じられた。

　本ガイドラインのオリジナルは，すべての医師，とりわけ精神医学の専門家によって用いられることを意図して，2002年にBauerら（2002b, c）によって発表された（このことは要旨に書いた通りである）。すべてのガイドラインについていえるように，特定の治療に関する最終的な判断は，患者に現れた臨床像および利用できる診断や治療のオプションに照らして，責任をもつ治療医自身が行わなければならない。

　本ガイドラインは，主に生物学的（身体的）治療（例：抗うつ薬）を扱う。精神療法的治療介入に関しては，簡潔にしか記されていない。本ガイドラインでは，双極性感情障害の一部として起こるうつ病性障害（双極性うつ病）は扱っていない〔それに関しては，別のWFSBPガイドライン：Grunzeら，2010（山田和男 訳：双極性障害の生物学的治療ガイドライン：双極的うつ病急性期の治療．2013）を参照〕。

文献調査とデータ抽出の方法

　オリジナルのガイドラインの開発のために使用したデータは，以下より収集された：Agency for Health Care Policy and Research Depression Guidelines Panel（AHCPR, 1993）；Evidence Report on Treatment of Depression: Newer Pharmacotherapies（AHCPR, 1999）；American Psychiatric Association Practice Guideline for the Treatment of Patients with Major Depressive Disorder, Revision（APA, 2000）；British Association for Psychopharmacology Revised Guidelines for Treating Depressive Disorders（Andersonら，2000）；Canadian Psychiatric Association and the Canadian Network for Mood and Anxiety Treatments, Clinical Guidelines for the Treatment of Depressive Disorders（CANMAT, 2001）；Canadian Consensus Guidelines for the Treatment of Seasonal Affective Disorder（LamとLevitt, 1999）；German Association of Psychiatry, Psychotherapy and Psychosomatics（DGPPN, 2000），コクラン・ライブラリー（The Cochrane Library）；MEDLINEデータベースの検索によって同定された，抗うつ薬の有効性に関するメタ解析；MEDLINEデータベースの検索と教科書によって同定された主要な関連レビュー論文，および，著者らと単極性うつ病に関するWFSBP特別委員会のメンバーによる個人的な臨床経験。

2013年の改訂に際しては，MEDLINE データベースの最新文献の組織的な検索とは別に，以下の英文ガイドラインも調査された：NICE（2009），APA（2010），CANMAT（2009），SIGN（2010），US Preventive Services Task Force（2009），New Zealand Guidelines Group（2008），American College of Psysicians（2008），Royal Australian and New Zealand College of Psychiatrists Clinical Practice Guidelines Team for Depression（2004），The expert consensus Guidelines（2001）（Alexopoulos ら，2001），Prevention Practice Committee of the American College of Preventive Medicine（2009），Clinical practice guidelines in the Spanish SHN, ministry of health and consumer affairs（Avalia-t）（Working Group on the Management of Major Depression in Adults，2006），ICSI（2011），Clinical practice recommendations for depression（Malhi ら，2009），Guideline for the management of late-life depression in primary care（Baldwin ら，2003），the German S3-Guideline/National Disease Management Guideline Unipolar Depression（DGPPN ら，2009）。

推奨におけるエビデンスに基づいた分類

一つひとつの治療は，有効性，安全性，実行可能性に関するエビデンスの強さに応じて評価された[1]。日々の治療コストは，世界中で薬剤の価格が異なるために，考慮されなかった。

Bandelow ら（2008）および Grunze ら（2009）に従って，6つのエビデンスのカテゴリー（CE「A」から「F」）が用いられた。

CE「A」：比較試験による完全なエビデンス
CE「B」：比較試験による限られたポジティブなエビデンス
CE「C」：対照群を設定しない試験からのエビデンス，または症例報告／専門家の意見
CE「D」：矛盾する結果
CE「E」：ネガティブなエビデンス
CE「F」：エビデンスの欠如

詳細については，表1を参照されたい。

1　段階的な有効性の評価には限界が伴うことが強調されなければならない。推奨の強さは，基盤となる科学的なエビデンスを反映したもので，必ずしも重要性を示すわけではない。

表1　エビデンスのカテゴリー（CE）および推奨グレード（RG）

エビデンスの カテゴリー	説明
A	**比較試験による完全なエビデンスは以下に基づく：** 2つまたはそれ以上の二重盲検，並行群間，ランダム化比較試験（RCT）において，プラセボに対する優越性（または精神療法に関する試験の場合には，十分な盲検による「心理的プラセボ」に対する優越性）を示す。 　かつ 1つまたはそれ以上のポジティブな結果を示すRCTにおいて，プラセボを含む3つの治療群をもつ試験または十分な検定力をもつ非劣性試験（そのような標準的治療が存在する場合にのみ必要）で，確立された比較薬治療に対して優越性または同等の効果を示す。 ネガティブな結果を示す試験（プラセボに対する非優越性または比較薬治療に対する劣性を示す試験）が存在する場合には，少なくともさらに2つのよりポジティブな試験，またはプラセボに対する優越性および確立された比較薬治療に対する非劣性を示したすべての入手可能な試験のメタ解析が，これらのネガティブな試験を上回らなければならない。 試験は，確立された方法論的標準を満たしていなければならない。決定は，効果の主要評価項目に基づく。
B	**比較試験による限られたポジティブなエビデンスは以下に基づく：** 1つまたはそれ以上のRCTで，プラセボに対する優越性（または精神療法に関する試験の場合には「心理的プラセボ」に対する優越性）を示す。 　または ランダム化対照比較が標準的治療を用いて行われているが，非劣性臨床試験として十分なサンプルサイズをもつプラセボ対照群がない。 　かつ ネガティブな結果を示す試験（プラセボに対する非優越性または比較薬治療に対する劣性を示した試験）が存在する場合には，少なくともあと1つのポジティブな試験，またはプラセボに対する優越性を示したすべての入手可能な試験のメタ解析，または確立された比較薬治療に対し非劣性を示すもので少なくともあと1つのランダム化対照比較が，これらのネガティブな試験を上回らなければならない。

エビデンスの カテゴリー	説明
C	**対照群を設定しない試験からのエビデンス，または症例報告／専門家の意見**
C1	**対照群を設定しない試験は以下に基づく：** 1つまたはそれ以上のポジティブな結果を示す非盲検経過観察試験（最低5例の評価可能な患者を対象とする） または 参照薬を伴う比較が行われているが，サンプルサイズが非劣性臨床試験には不十分 かつ ネガティブな結果を示す比較試験が存在していないこと。
C2	**症例報告は以下に基づく：** 1つまたはそれ以上のポジティブな結果を示す症例報告 かつ ネガティブな結果を示す比較試験が存在しないこと。
C3	その分野における専門家の意見または臨床経験に基づく。
D	**矛盾する結果** ポジティブなRCTを，ほぼ同数のネガティブな試験が上回ること。
E	**ネガティブなエビデンス** RCTまたは探索的試験の大多数がプラセボに対する非優越性（または精神療法に関する試験の場合には「心理的プラセボ」に対する非優越性）を示すか，あるいは対照薬治療に対して劣性を示す。
F	**エビデンスの欠如** 有効または無効かを示すのに十分な試験が欠如している。
推奨グレード（RG）	以下に基づく
1	カテゴリーがAのエビデンス，かつ，優れたリスク便益比
2	カテゴリーがAのエビデンス，かつ，中程度のリスク便益比
3	カテゴリーがBのエビデンス
4	カテゴリーがCのエビデンス
5	カテゴリーがDのエビデンス

次に，有効性についてのエビデンスのカテゴリー（CE），および安全性，忍容性，相互作用の可能性などといった追加的な側面を考慮して推奨が導き出され，1から5にラベルづけされた。

RG「1」：カテゴリーがAのエビデンス，かつ，優れたリスク便益比
RG「2」：カテゴリーがAのエビデンス，かつ，中程度のリスク便益比
RG「3」：カテゴリーがBのエビデンス
RG「4」：カテゴリーがCのエビデンス
RG「5」：カテゴリーがDのエビデンス

臨床に関連した問いのいくつかで——そうした問いに答えるための参考になるエビデンスが検索されない場合には——「臨床上のコンセンサス」という表現で推奨を行った。

大うつ病性障害の疫学と経過

大うつ病性障害（MDD）は，すべての年齢と人種の個人に影響を及ぼす，有意な有病率と致死率をもつ重篤な気分障害である。国と地域による差を認めたものの，うつ病性障害に関するパターンと傾向は世界的にほぼ同様であるということが，世界保健機構（WHO）による世界的な Global Burden of Disease（GBD）研究によって示された（Murray と Lopez，1997a,b；Üstün ら，2004；Lopez ら，2006；Murray ら，2013；Vos ら，2013）。MDD は，単一または反復性の大うつ病エピソード（MDE）によって特徴づけられる。大うつ病エピソードの重要な特徴は，少なくとも2週間以上にわたって，抑うつ気分に加え，神経植物性機能の異常（食欲や体重の減少，不眠），精神運動活動の異常（エネルギーや興味の喪失，激越または精神運動抑制），認知の異常（無価値観，絶望感または不適切な罪業感），および不安や希死念慮を伴った状態が持続することである（表2）。症状は，1日を通じてほぼ常に，またほぼ毎日みられなければならない。

MDDの生涯罹患率の中央値は16.1％（4.4～18）である（Wittchen，2000；Waraich ら，2004；Wittchen ら，2011）。どの1年間をとっても成人人口の約5～10％が罹患しており，男性よりも女性でリスクが高い（性比は約2：1）（Regier ら，1993；Kessler ら，1994；Picinelli と Gomez Homen，1997；Ialongo ら，2004）。

プライマリーケアを受診する患者全体の，少なくとも10％がうつ病を患っている（Üstün と Sartorius，1995；Backenstrass ら，2006）が，そのうちの約50％は，主にまたは完全に身体症状のみを示している（Fisch，1987）。症候学的にうつ病とされるプライマリーケア患者全体のうち，約25％がMDDに分類され，30％が小うつ病に，また45％は特定不能の抑うつ性の症状を示す。これらのうち，後の2つのグループを，「閾値下」うつ病としてまとめることもできる（Backenstrass ら，2006）。重症のうつ病患者でさえ，自分は身体疾患に苦しんでいると思いこんでおり，まずはプライマリーケア医を

表2 うつ病エピソード（ICD-10）と大うつ病性障害（DSM-IV）の分類基準と診断基準

ICD-10（コード）[1]	DSM-IV（コード）[2]
A. うつ病エピソード ・軽症（F32.0）：少なくとも2つの典型的な症状，さらに少なくとも2つの他の一般的な症状；激しい症状は認めない ・中等症（F32.1）：少なくとも2つの典型的な症状，さらに少なくとも3つの他の一般的な症状；いくつかの症状は著しい ・重症（F32.2）：3つの典型的な症状すべてと，さらに少なくとも4つの他の一般的な症状；いくつかの症状は重篤で激しい症状を伴う B. 反復性うつ病性障害（F33）：反復するうつ病エピソード	大うつ病性障害 A. 単一エピソード（296.2x） B. 反復性（296.3x）
うつ病エピソードの診断基準（要約）： エピソードの最小の持続期間：約2週間 典型的な症状： 1. 抑うつ気分 2. 興味と喜びの喪失 3. 気力の低下，疲労感の増加 他の一般的な症状： 1. 集中力と注意力の減退 2. 自己評価と自信の低下 3. 罪責感と無価値観 4. 焦燥または制止 5. 自傷または自殺の観念や行為 6. 睡眠障害 7. 食欲不振	大うつ病エピソードの診断基準（要約）： A. 過去2週にわたり，以下の特徴のうちの5つが1日のうちのほとんど，またはほとんど毎日，存在すべきである（1または2を含んでいなければならない）： 1. 抑うつ気分 2. ほとんどすべての活動における興味または喜びの喪失 3. 有意な体重減少または増加（1ヵ月で5%以上の変化），またはほとんど毎日の食欲減退または増加 4. 不眠または睡眠過多 5. 精神運動性の焦燥または制止（他者により観察される） 6. 易疲労性または気力の減退 7. 無価値観，または過剰であるか不適切な罪責感（単に病気であることに関して自己を責めるのではない） 8. 思考力や集中力の減退，または決断困難（その人の言明によるか，他者によって観察される）

ICD-10（コード）[1]	DSM-IV（コード）[2]
	9. 死についての反復思考（死の恐怖だけではない），または反復的な自殺念慮，または自殺企図，または自殺をするためのはっきりとした計画
	B. 症状は，臨床的に著しい苦痛，また社会的，職業的，または他の領域における機能の障害を引き起こしている
	C. 症状は，身体的／器質的因子または疾病（例：薬物乱用，投薬，一般身体疾患）によるものではない
	D. 症状は，死別反応ではうまく説明されない（死別反応は大うつ病によって悪化しうる）

1）国際疾病分類第10版（World Health Organization 1992）
2）米国精神医学会編，精神疾患の診断・統計マニュアル第4版（American Psychiatric Association 1994）

受診するケースが珍しくない。

　MDDは，小児期と青年期も含めたどの年齢でも発症しうるものの，2つのピーク——20歳代と40歳代——がある（AngstとPreisig, 1995；米国精神医学会，2000）。平均発症年齢は，30歳前後であると見積もられている（Wittchen, 2000）。

　未治療の場合，典型的なうつ病エピソードは少なくとも6ヵ月以上続く（AngstとPreisig, 1995；Solomonら，1997；米国精神医学会，2000；Wang, 2004）。現代の薬物療法は，急性エピソードの苦しみを軽減する。より積極的に治療した群では，より早期に反応し，寛解することが，プラセボ対照比較試験により示されている。MDDは反復性の障害であり，エピソードをもつ患者の50～85％は，いずれまたエピソードを経験する（Kellerら，1986；Muellerら，1999；KennedyとPaykel, 2004；Baghaiら，2012）。

　適切に治療された場合のうつ病エピソードの予後は良好であり，多くの患者が，エピソードの終了時に正常な機能に戻る。しかし，20～30％の患者では完全寛解せずに，いくつかの抑うつ症状が残る（Angst, 1986；Kellerら，1986；Scott, 1988；Paykel, 1994；Juddら，1998；Bauerら，2002b）。MDDは，無視できないほどの高罹患率と致死率に関連しており，うつ病の初回エピソードの多くは，重大かつ全般的な心理社会的機能の障害を伴った，反復性で衰弱性の慢性疾患に発展する（KlermanとWeissman,

1992；Mintz ら，1992；Judd ら，2000；Hirschfeld ら，2000；Bromberger，2004；Kennedy と Paykel，2004；Melartin ら，2004；Papakostas ら，2004）。健康関連の生活の質（QOL）におけるうつ病の影響を調査している研究によれば，うつ病患者では，虚血性心疾患や糖尿病のような慢性身体疾患患者と同等か，それを上回る QOL の損失を認める（Wells ら，1989；AHCPR，1999；Unutzer ら，2000）。身体疾患を併存したうつ病患者では，あまり QOL の改善がみられない傾向にあり，またこうした患者では，治療を行った場合にも，より高い再発率を認める（Iosifescu ら，2004）。

MDD の最も重大な結末は，自殺である。一般人口の生涯自殺率が0.5％未満であったのに対して，メタ解析の結果は，感情障害患者の生涯自殺率が，入院患者と外来患者が混在した患者人口の2.2％から，自殺未遂による入院の既往のある患者人口の8.6％にまでわたることを示した（Bostwick と Pankratz，2000）。また，うつ病は，心血管疾患による死亡のリスクを実質的に高める（Wulsin ら，1999）。

Global Burden of Disease 研究の評価によれば，単極性大うつ病は，世界疾病負担の第4位を占める重大な疾患（早期の死亡率と障害）である。自殺（ほとんどがうつ病に起因するにもかかわらず，主な数値には含まれていない）を加えれば，単極性大うつ病の責任負担は，約40％まで増加した（Murray と Lopez, 1997b）。障害生存年数（YLD）の観点から定義されると，大うつ病は，現時点において，世界中にみられる障害のすべての医学的原因の第2位に位置づけられる（Vos ら，2013）。最新の計算によると，2030年までには単極性うつ病が第1位になることが予測される（WHO，2004）。さらに詳細に知りたい場合は，Üstün ら（2004），Lopez ら（2006），Murray ら（2013），Miret ら（2013）を参照されたい。

うつ病は，患者と家族にそれぞれ苦しみを与えるのみならず，社会に重大な経済的負担を課す（Brunello ら，1995；Thase，2001；Fava ら，2003b；Greenberg ら，2003；McIntyre と O'Donovan，2004；Sartorius ら，2007）。適切に診断されなかったり，治療が不十分だったりした場合には，その負担はさらに大きくなる（Wells ら，1989；Üstün と Sartorius，1995；Unutzer ら，2000；Young ら，2001）。

大うつ病性障害の治療適応と目標

うつ病エピソード（ICD-10），または大うつ病エピソード（DSM-IV）の診断基準を満たす患者には，抗うつ薬による治療が必要である（表3参照）。軽症のうつ病エピソード，または一般診療科でのうつ病治療の場合には，抗うつ薬の推奨に関するガイドラインが異なってくる。そうしたケースでは，個人の特質および／または患者の要求によっ

ては，抗うつ薬による治療が指示されるであろう。あるいは，心理社会療法的なアプローチのみで十分な場合もあるであろう（Baghaiら，2011）。

現在の双方の分類システムにおける診断基準は，抑うつ性疾患における最も著明かつ重要な症状や徴候に関する，臨床的かつ歴史的コンセンサスを表している（表2）。感情障害患者は，広いバリエーションの臨床症状や徴候を示す（FavaとKendler，2000）。大うつ病／うつ病エピソードの臨床的な症状群が，生物学的に決定づけられた（以前の「内因性」または「メランコリー型」）状態から，さらに状況依存性（以前の「反応性」）の状態にまでおよぶ，異なるタイプのうつ病の異質な群からなるということもまた，強調されるべきである（Freedmanら，2013）。しかし，治療推奨（薬理学的）を作成するさいに，これらの異なるタイプを区別することは，一般的には有用でないことが知られている（Andersonら，2000）。

治療開始に先立ち，以前の治療歴，現在の臨床所見（例：精神病性の特徴，激越，不安，非定型の特徴の存在），疾病の重症度や自殺のリスクに基づいて，包括的な治療計画が立てられるべきである。可能な場合にはいつでも，患者の希望や以前の治療経験が考慮されるべきである。適応がある場合（例：精神病性の特徴，自殺の可能性）には，専門施設における入院治療の必要性が申し出されるべきである。段階的なケアのモデルに関しては，図1を参照されたい。

大うつ病性障害の治療を行うためには，急性期，中期，長期の目標を概念化しなければならない。Kupfer（1993）は，反復（再発）のリスクと，それに対応する構造化された治療アプローチを含む，大うつ病エピソードの典型的な経過のモデルを開発した。このモデルにおいては，治療の3つの相は，疾病の3つの段階と一致して，(1) 急性期治療，(2) 継続期治療，(3) 維持期治療となっている（図2参照）。

急性期治療は，治療開始から寛解までの期間を網羅するものであり，治療の第1のゴールである（Frankら，1991；Kupfer，1993）。寛解の基準は，少なくとも2つの事柄を満たさなければならないというコンセンサスがある。すなわち，第1に，患者は無症状（障害の診断基準を満たさず，残遺症状がないか，あったとしても最低限である）とならなければならず，第2に，心理社会的にも職業的にも機能が改善すべきである。

継続期治療は，寛解を維持し，安定させるために，急性期に続けて行う，うつ病の再燃予防のための治療延長期間である。継続期治療の期間中に抑うつ性の症状群が再燃した場合には，同一エピソードの「再発」が起きたと考える。残念ながら，治療中の患者においては，再発と反復（新たなエピソード）とを区別できない。それゆえ，実際にどこまでが継続期治療なのかを経験的に正しく定義することはできない。原理的に，回復は，薬剤中止後の抑うつ性症状の持続的な欠如によって確かめられうる。回復は，疾患

表3 抗うつ薬：作用の様式と通常の服用量

一般名（アルファベット順）[1]	伝統的な構造式による分類[2]	神経科学的作用による分類[2]	初回投与量 (mg/日)[3]	標準投与量 (mg/日)[4]	血中濃度（治療域）(ng/mL)[5]
Agomelatine		MT作動薬	25	25〜50	
Amineptine			100	200〜300	
アミトリプチリン[6]	TCA		25〜50	100〜300	80〜200*
アモキサピン	TetraCA		50	100〜400	
Bupropion[7]		NDRI	150	150〜450	
Citalopram[9]		SSRI	20	20〜40 (60)	
クロミプラミン[8,9]	TCA		25〜50	100〜250	175〜450*
Desipramine	TCA		25〜50	100〜300	100〜300
Dibenzepine	TCA		120〜180	240〜720	
ドスレピン	TCA		75	75〜150	
Dothiepin	TCA		25〜50	100〜300	
Doxepine[9]	TCA		25〜50	100〜300	
デュロキセチン[11]		SNRI	30〜60	60〜120	
エスシタロプラム[9]		SSRI	10	10〜20	
Fluoxetine[8]		SSRI	20	20〜60	
フルボキサミン[8]		SSRI	50	100〜200	
イミプラミン	TCA		25〜50	100〜300	175〜300*
Isocarboxazid[9]			20	20〜60	
ロフェプラミン	TCA		70	140〜210	
マプロチリン	TetraCA		25〜50	150〜225	
ミアンセリン	TetraCA	§	30	60〜120	
ミルナシプラン		SNRI	50〜100	100〜200	
ミルタザピン		$	15	15〜45	
Moclobemide		RIMA	150	300〜600	
Nefazodone			100	300〜600	
ノルトリプチリン	TCA		25〜50	75〜200	70〜170
パロキセチン[8-10]		SSRI	20	20〜40 (60)	
Phenelzine[9]		MAOI	15	30〜90	
Protriptyline	TCA		10	20〜60	
Reboxetine		NARI	4〜8	8〜12	
セルトラリン[8-10]		SSRI	50	50〜150	
セチプチリン	TetraCA		3	3〜6	

一般名（アルファベット順）[1]	伝統的な構造式による分類[2]	神経科学的作用による分類[2]	初回投与量（mg/日）[3]	標準投与量（mg/日）[4]	血中濃度（治療域）(ng/mL)[5]
Tianeptine		#	12.5	25〜37.5	
Tranylcypromine[9]		MAOI	10	20〜60	
トラゾドン			50〜100	200〜600	
トリミプラミン[6,9]	TCA		25〜50	100〜300	
Venlafaxine[10]		SNRI	37.5〜75	75〜375	195〜400*
Viloxazine			100	200〜500	

1) 入手可能性は，国によってかなり異なる
2) 略語：MAO-I＝不可逆的モノアミン酸化酵素（MAO）阻害；MT作動薬＝メラトニン受容体（MT1とMT2）の作動薬；NARI＝ノルアドレナリン再取り込み阻害；NDRI＝ノルアドレナリンおよびドーパミン再取り込み阻害；その他＝受容体や伝達物質のその他の特性；RIMA＝可逆的モノアミン酸化酵素A（MAO-A）阻害；SNRI＝選択的セロトニン・ノルアドレナリン再取り込み阻害薬；SSRI＝選択的セロトニン再取り込み阻害薬；TCA＝三環系抗うつ薬；TetraCA＝四環系抗うつ薬；§＝ノルアドレナリン再取り込み阻害およびシナプス前 α_2 受容体遮断薬；$ ＝ α_2 拮抗薬；# ＝5-HT再取り込み促進薬
3) 60歳を超える高齢者や，併存する身体疾患をもつ患者（特に心血管系の疾患；本文参照）に対しては，低用量での開始が必要であろう
4) 日本では，一般に，標準投与量が低い
5) 治療域がよく確立されているのは，これらの抗うつ薬のみである
うつ病以外の他の適応（いくつかの国において許可されている）または一般に用いられている：6）慢性疼痛；7）禁煙；8）強迫性障害；9）不安障害（パニック障害，PTSD，社交恐怖）；10）全般性不安障害；11）糖尿病性および末梢神経障害性疼痛，腹圧性尿失禁
＊推奨されている治療域は，薬剤と活性代謝産物の合計である

参考：本邦で利用可能な抗うつ薬（2014年1月現在）

一般名（アルファベット順）	主な商品名
アミトリプチリン	トリプタノール
アモキサピン	アモキサン
クロミプラミン	アナフラニール
ドスレピン	プロチアデン
デュロキセチン	サインバルタ
エスシタロプラム	レクサプロ
フルボキサミン	デプロメール，ルボックス
イミプラミン	トフラニール
ロフェプラミン	アンプリット
マプロチリン	ルジオミール
ミアンセリン	テトラミド
ミルタザピン	リフレックス，レメロン
ミルナシプラン	トレドミン
ノルトリプチリン	ノリトレン
パロキセチン	パキシル
セチプチリン	テシプール
セルトラリン	ジェイゾロフト
トラゾドン	デジレル，レスリン
トリミプラミン	スルモンチール

16 単極性うつ病の生物学的治療ガイドライン 第Ⅰ部：大うつ病性障害の急性期と継続期の治療

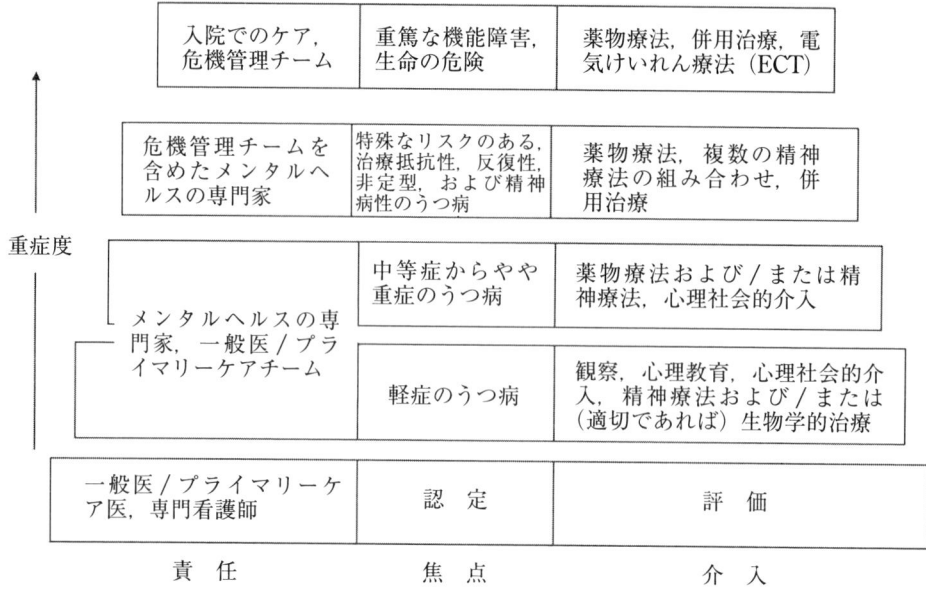

図1　段階的なケアのモデル（改訂版，初出は NICE ガイドライン 2004）

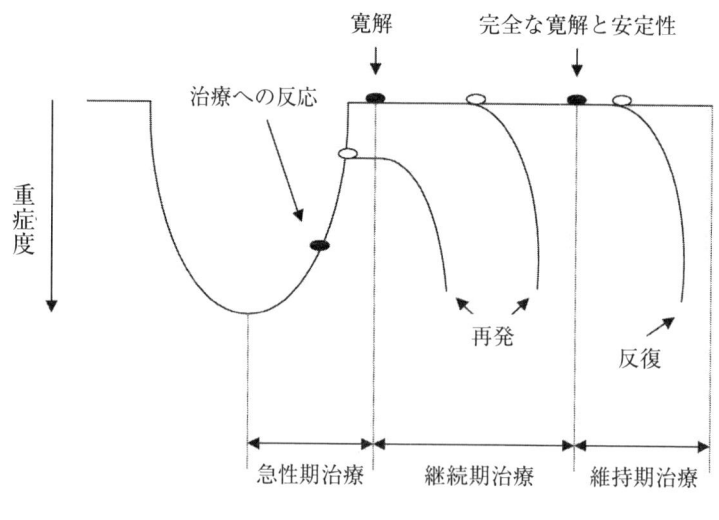

図2　疾病と治療の段階

の個々のエピソードのみに適用されるものであって，患者が今後も再発しないということを意味するものではない（BauerとHelmchen，2000；Mollerら，2003）。

維持期（予防）治療は，うつ病の反復および自殺を防止するとともに，機能を全面的，持続的に回復させることを目的とする〔本ガイドラインの第Ⅱ部（本邦未刊行）を参照〕。

大うつ病性障害の急性期治療

本ガイドラインが適用となるのは，2つの確立した分類システム――国際疾病分類（ICD-10；WHO，1992）または精神疾患の診断・統計マニュアル（DSM-Ⅳ；APA，1994）（表2）――のいずれか1つに沿って大うつ病エピソードの診断が医師によりなされ，なおかつ，以下がすべて考慮された時点である：合併する精神障害（躁病，失調感情障害，アルコールまたは物質乱用／依存，不安障害，摂食障害，パーソナリティ障害），身体疾患（例：内分泌疾患，神経疾患，自己免疫疾患，伝染性疾患，癌），および，その他の要因で抑うつの症状群に関与しうるか治療の妨げとなりうるもの（例：非向精神薬または心理社会的ストレス要因）。うつ病の初期評価が，詳細な身体検査も含めて，医師によってなされなければならないことは，強調すべきである。

以下では，大うつ病性障害に対して最もよく行われる治療を，身体的な治療介入に焦点を合わせてレビューする。精神医学的なマネジメントと一般的な「精神療法サポート」（APA，2000）の構成要素が開始され，全治療期間を通じて継続されるべきである。これらの構成要素には，以下のものが含まれる：治療計画と治療設定の決定；治療同盟の確立と維持；精神医学的状態（患者の自殺リスクを含む）のモニタリングと再評価；診断の適切性の再評価；患者の治療反応，副作用，一般身体疾患のモニタリング，患者と家族を教育することによる治療遵守の強化（APA，2000）。急性期治療中は，可能であれば毎週（少なくとも週に一度）の受診が推奨される。継続期治療中の受診頻度はさまざまでありうるが，1〜2ヵ月に一度の受診が推奨される。また，適切かつ可能な場合には，患者に自助グループへの参加を推奨すべきである。

治療アルゴリズム

本ガイドラインでは，個々の治療アプローチが順を追ってレビューされる。忘れてはならないのは，個々のアプローチは，治療アルゴリズム，ガイドラインに基づいた手

順，および／または共同ケアといった，いずれも治療抵抗性のうつ病を回避しながら治療を最適に実施するうえで有効と認められた方法を用いて行うことを理想とするという点である（Adliら，2003；Mann，2005；治療の費用削減についてはRickenら，2011；レビューについてはAdliら，2006を参照）。レビューの中で，系統的治療アルゴリズムは，以下の3種類のガイダンスを提供すると解説されている：(1) 戦略（どの治療を用いるか），(2) 方策（治療をどのように実施してゆくか），(3) 治療の順序（さまざまな治療を，どの順序で実施してゆくか）。こうしたアルゴリズムは，不適切なばらつきを減らして，適切な治療戦略をよりよく組み合わせて実施するために開発された。この数年で，以下を含めて多くのアルゴリズムが開発され，研究されてきた：

- テキサス薬物療法アルゴリズム計画（The Texas Medication Algorithm Project, TMAP；Gilbertら，1998；Trivediら，2004）
- うつ病軽快のための逐次治療の選択肢に関する研究（The Sequenced Treatment Alternatives to Relieve Depression study, STAR*D；Favaら，2003b；Rushら，2004）
- ドイツ・アルゴリズム計画（The German Algorithm Project, GAP；Adliら，2003；Bauerら，2009a）

研究結果は，系統的アルゴリズムを用いたうつ病治療のほうが，標準的治療と比較して優れていることを示した（Adliら，2006を参照）。結果は，適切な場合には以下の関連する節に含められた。

抗うつ薬

抗うつ薬の開発は，大うつ病の治療における最も重要な業績の1つであることが明らかになっている。1957年の最初の三環系抗うつ薬（TCA）（イミプラミン〈トフラニール〉）以来，多くの異なるタイプの抗うつ薬が，薬物療法戦略に導入されてきた。現在，少なくとも38以上の異なる抗うつ薬が世界中で利用できる（表3参照）が，市場で利用できるものは，国によってかなり異なる。

「より新しい」抗うつ薬は，副作用を減らすことを主な目的として開発されてきた。現在利用できるこれらのクラスの抗うつ薬は，抗うつ効果においてはほとんど異なるところはなく，いずれをとっても治療反応率は50〜75%である。

それゆえ，個々の患者における特定の抗うつ薬の選択は，以下のような，考慮すべき

さまざまな要素に基づくことになる（AHCPR, 1993より適用）——患者の過去の薬物治療歴（正／負の反応），選択された抗うつ薬によって悪化する可能性がある身体合併症（例：メタボリック症候群），好ましくない，潜在的に有害な薬物相互作用に至りうる非向精神薬の併用〔表6（p.72）を参照〕，薬剤による短・長期の副作用〔健康の質（QOL）に影響を及ぼす副作用は，患者の満足度とアドヒアランスの点で重要である〕，薬剤に対する医師の経験，患者の服薬アドヒアランスの経歴，薬物に反応した第一度近親者（親，子，同胞）の家族歴，患者の希望，特殊な抗うつ薬のコストと入手可能性。

適切な治療から得られる有益性の程度が，うつ病の重症度に比例して増加するか否かを巡っては，いまだに議論がある（AngstとStassen, 1994；Melanderら, 2008；Gibbonsら, 2012）。

分類と有効性

臨床現場で用いられる抗うつ薬の分類は，残念ながら，必ずしも系統的なアプローチを反映したものではない。伝統的に，抗うつ薬は，以下の主なカテゴリーに分類されてきた：三環系抗うつ薬（TCA），四環系抗うつ薬（三環系と四環系はいずれも選択的セロトニン・ノルエピネフリン再取り込み阻害薬ではない），選択的セロトニン再取り込み阻害薬（SSRI），選択的ノルエピネフリン再取り込み阻害薬（NRI），（選択的）セロトニン・ノルエピネフリン再取り込み阻害薬（SNRI），モノアミンオキシダーゼ阻害薬（MAOI）〔不可逆的MAOI，およびモノアミンオキシダーゼAの可逆的阻害薬（RIMA）を含む〕，「その他」の抗うつ薬[2]。最後のグループには，四環系，bupropion（ノルアドレナリン・ドーパミン再取り込み阻害薬，NDRI），tianeptin（5-HT再取り込み促進薬），agomelatine（メラトニン受容体作動薬であり，シナプス後5-HT2c受容体拮抗薬）といった薬剤が含まれる。これらのカテゴリーは，本ガイドラインにおいても用いるが，分類の性質が系統的ではないため，表3には，アルファベット順で抗うつ薬をリストアップした。

「より古い」抗うつ薬は，多数のプラセボ対照比較試験により，大うつ病性障害治療における有効性が確立されてきた。それらには，三環系，四環系抗うつ薬，不可逆的MAO阻害薬などが含まれる（Khanら, 2000；Storosumら, 2001；FiedorowiczとSwartz, 2004）。二重盲検試験によれば，重症から中等症の大うつ病患者のうち，三環

---

[2] 抗うつ薬のグループに対して使われる略語は，文献によって異なる。例えば，選択的ノルエピネフリン再取り込み阻害薬は，NRIともSNRIとも略され，（選択的）セロトニン・ノルエピネフリン再取り込み阻害薬は，SNRIともSSNRIとも略される。

系，四環系抗うつ薬には50～75％が反応するのに対し，プラセボには25～33％しか反応しないと見積もられた（APA，2000）。しかし，実際の効果の程度は，より軽症の大うつ病患者ではプラセボと比較したさいにはむしろ控えめであり，プライマリーケアにおける研究では特にそうであった（Paykelら，1988；Andersonら，2000）。

同様に，プラセボに対するSSRIの優位性も，多数の二重盲検比較試験により示されてきた（AHCPR，1999；Bechら，2000；Khanら，2000；MaceとTaylor，2000）。また，SSRIを支持的精神療法に加える方法は，支持的精神療法単独の場合と比較して，うつ病患者に対する一般治療について，ハミルトンうつ病評価尺度（HAMD）におけるより低い得点と，QOLおよび満足度におけるより高い得点とに関連していた〔一般診療の中で行われた，並行群間，オープン，実務的ランダム化比較試験（THREAD）については，Kendrickら，2009を参照〕。

さらに，プラセボと比較したさいのSNRIの有効性が，多数の二重盲検対照試験によって示されている（Entsuahら，2001；HirschfeldとVornik，2004）。ミルタザピン〈リフレックス，レメロン〉およびagomelatineに関しても，プラセボと比較したさいの有効性がよく証明されている（Bech，2001，HickieとRogers，2011）。NRIのreboxetineは，Eydingら（2010）によるメタ解析〔ファイザー（訳注：reboxetineの製造メーカー）の未発表データを含む〕では，プラセボと比較して有効性が有意に高いとは示されなかった。

抗うつ薬をプラセボと比較したさいのエフェクトサイズは，0.39になると評価された（CI 0.24-0.54）（Moncrieffら，2004）。しかし，Mollerら（2012）は，この数値は平均的な有効性についての大枠の評価にすぎず，個々の患者や，患者のサブグループの反応の実態は何も示していないと指摘する。後者では，例えば特殊なサブグループについて調査するさいに分散が減少することなどから，エフェクトサイズがかなり大きくなることも考えられる（MontgomeryとKasper，2007）。さらに，有効性の尺度からは，臨床との関連が簡単にはわからない。臨床との関連を示す尺度としては，反応または寛解に至った患者のパーセンテージのほうが意味深いと考えられている（MontgomeryとMoller，2009）。反応に関しては，プラセボ－実薬の差は，おおむね10％から20％の間と評価されており（Storosumら，2001；Barbuiら，2008；Melanderら，2008；Leuchtら，2012），これは治療効果発現必要症例数（NNT）の5～7に対応している。

「より古い」（不可逆的）MAO阻害薬（例：tranylcypromineとphenelzine）は，第一選択薬とはならない。有効性は二環系抗うつ薬と同等であるが，チラミンを含む食物（例：熟成チーズ，熟成または保存された肉，醤油および大豆調味料，塩漬けの魚，赤ワイン；製薬会社の注意書を参照）を食べたり，特定の薬剤を服用したりしている患

者では，致命的となりうる高血圧クリーゼまたはセロトニン症候群（下記参照）を引き起こす危険があるためである（APA，2000）。

有効性と忍容性の比較

　数多くある三環系抗うつ薬（TCA）は，有効性の観点からはいずれも同等であるが，副作用プロフィールにおいて異なる（表4）（Hotopf ら，1997）。外来患者に対するメタ解析では，不可逆的 MAO 阻害薬（phenelzine, isocarboxazid, tranylcypromine）の全般的に比較的高い有効性が示された（Thase と Rush，1995；APA，2000）。1つのメタ解析においては，可逆的選択的 MAO-A 阻害薬（moclobemide）が，「より古い」MAOI と比較して，効果の面ではいくぶん劣っていたが，忍容性はより高かった（Lotufo-Neto ら，1999）。Moclobemide は，プラセボ対照試験において，イミプラミン〈トフラニール〉との比較で，同等の有効性を示した（Versiani ら，1989）。「より新しい」抗うつ薬同士の有効性と忍容性の相違に関しては，Cipriani らは，25,928例の患者を対象に117のランダム化比較試験（RCT）を行った直接的および間接的なメタ解析の結果，ミルタザピン〈リフレックス，レメロン〉，エスシタロプラム〈レクサプロ〉，venlafaxine，セルトラリン〈ジェイゾロフト〉のほうが，デュロキセチン〈サインバルタ〉，fluoxetine，フルボキサミン〈デプロメール，ルボックス〉，パロキセチン〈パキシル〉，reboxetine よりも有意に有効であったことを見出した。NRI の reboxetine は，試験された他のすべての抗うつ薬と比較して，有意に有効性が低かった（Cipriani ら，2009）。この知見は，上記の Eyding ら（2010）による，ファイザーの未発表データを含めたメタ解析によって実証された。

　一般に，三環系抗うつ薬と SSRI との間で，有効性や効果の面で臨床的な有意差はない（Anderson ら，2000；APA，2000；Bech ら，2000；Geddes ら，2001；Cipriani ら，2005）。たしかに，1つのメタ解析では，入院患者や重症患者では TCA が SSRI よりも若干有効かもしれないというエビデンスが示された（Anderson ら，2000；APA，2000；デンマーク大学抗うつ薬グループ，1986，1990も参照）。しかし，異なる方法論による，より少ない RCT からなる別のメタ解析によれば，SSRI を上回る TCA の利点は，有意差には達しなかった（Geddes ら，2001）。また，ミルタザピンと TCA を比較しても，有効性に有意差はなかった（Watanabe ら，2008）。

　副作用は薬剤のクラス間で異なり，個々の薬剤同士でもある程度は異なる。SSRI は一般に，TCA よりも忍容性が高く，治療中断率が低い（Simon ら，1996；AHCPR，1999；Anderson ら，2000；Bech ら，2000；Peretti ら，2000；Vaswani ら，2003によるレビューも参照）。SSRI は，抗コリン作用による副作用と心血管系の毒性がより少

表4 抗うつ薬の副作用プロフィール[1]

一般名（アルファベット順）	抗コリン作用[2]	嘔気/胃腸障害	鎮静	不眠/激越	性機能不全	起立性低血圧	体重増加	特殊な有害作用	過量服薬による致死性
Agomelatine	−	+	−	−	−	−	−	腎臓障害のリスク	低
Amineptine	−	+	−	++	+	+	+	乱用のリスク（アンフェタミン様作用）	低
アミトリプチリン	+++	−	+++	−	+	+++	+++	ECG変化[3]；けいれん閾値を下げる	高
アモキサピン	+++	−	+	++	+	+	+	高プロラクチン血症	高
Bupropion	+	+	−	+	−	−	−		低
Citalopram	−	++	−	++	++	−	−		低
クロミプラミン	+++	+	+	+	++	++	++	ECG変化[3]；けいれん閾値を下げる	中
Desipramine	+	−	−	++	+	+	+		高
Dibenzepine	+	−	+	−	+	+	+		中
ドスレピン	++	−	++	−	+	+	+		高
Dothiepin	+++	−	+++	−	+	+++	+++		高
Doxepine	+++	−	+++	−	++	+++	++		高
デュロキセチン	−	++	−	++	+	−	−		低
エスシタロプラム	−	++	−	++	++				低
Fluoxetine		++		+					低
フルボキサミン	+	+++		+	+				低
イミプラミン	++	−	+	++	+	++	++	ECG変化[3]；けいれん閾値を下げる	高
Isocarboxazid	+	+	−	++	+	++	+	高血圧クリーゼ[5]；セロトニン症候群のリスク[6]	高

一般名（アルファベット順）	抗コリン作用[2]	嘔気/胃腸障害	鎮静	不眠/激越	性機能不全	起立性低血圧	体重増加	特殊な有害作用	過量服薬による致死性
ロフェプラミン	+	−	+	++	+	+	+	ECG変化[3]；けいれん閾値を下げる	低
マプロチリン	++	−	++	−	+	++	++	けいれんリスクの増加	高
ミアンセリン	+	−	++	−	−	+	+	血液疾患（稀）	低
ミルナシプラン	−	++	−	++	++	−	−		低
ミルタザピン	−	−	++	−	−	+	++		低
Moclobemide	+	+	−	+	−	−	−		低
Nefazodone	+	+	++	−	−	+	+	CYP3A4の阻害作用[4]	低
ノルトリプチリン	+	−	+	+	+	+	+	ECG変化[3]；けいれん閾値を下げる	高
パロキセチン	+	++	−	++	++	−	+	CYP2D6の阻害作用[4]	低
Phenelzine	+	+	+	++	++	++	+	高血圧クリーゼ[5]；セロトニン症候群のリスク[6]	高
Protriptyline	+++	−	+	++	+	++	+	ECG変化[3]；けいれん閾値を下げる	高
Reboxetine	−	+	−	++	+	++	−		低
セルトラリン	−	++	−	++	++	−	−		低
セチプチリン	+	−	++	−	+	+	+		中

表4 抗うつ薬の副作用プロフィール[1]

一般名（アルファベット順）	抗コリン作用[2]	嘔気/胃腸障害	鎮静	不眠/激越	性機能不全	起立性低血圧	体重増加	特殊な有害作用	過量服薬による致死性
Tianeptine	+	+	−	+	−	−	−	ECG変化[3]；けいれん閾値を下げる	低
Tranylcypromine	−	+	−	++	+	++	−	高血圧クリーゼ[5]；セロトニン症候群のリスク[6]	高
トラゾドン	−	+	++	−	++	+	+	持続勃起症（稀）	低
トリミプラミン	++	−	+++	−	+	++	++	ECG変化[3]；けいれん閾値を下げる	高
Venlafaxine	−	++	−	++	++	−	−	高血圧	低
Viloxazine	−	+	−	++	−	−	−		低

副作用の強さのカテゴリー：+++（高/強），++（中等），+（低/弱），−（微/なし）

1) 抗うつ薬のこれらの副作用プロフィールは，包括的なものではなく，おおまかに比較したのみである．薬剤，潜在的な警告，相互作用の詳細に関しては，教科書／レビュー（例：BenkertとHippius, 2005；Bezchlibnyk-ButlerとJeffries, 1996；Kent, 2000），主要文献，薬剤に添付されている完全な処方情報などを調べるべきである
2) これらは，口渇，発汗，霧視（かすみ目），便秘，尿閉などの，ムスカリン受容体遮断作用によってよく起こる症状をさす
3) 伝導遅延
4) 臨床的に関連がある肝酵素CYP450の阻害作用のみを示した；詳細に関してはBrøsen（1998）とKent（2000）を参照
5) 高チラミン含有食や交感神経作動薬との併用により，リスクが増大する
6) セロトニン系薬剤との併用による

ないことより，三環系／四環系抗うつ薬と比較して，より安全で，より忍容性が高い（MaceとTaylor, 2000；Perettiら，2000；Rayら，2004）。薬剤には，副作用のプロフィールによって，特定の非精神疾患性の身体疾患を合併する患者に特に適するものがある。例えば，冠動脈疾患患者では，血圧を下げない，または心臓伝導の変化に関与しない薬剤（例：bupropion, SSRI）が好ましい。三環系抗うつ薬では，2級アミン（例：desipramine, ノルトリプチリン〈ノリトレン〉）は，3級アミン（例：アミトリプチリン〈トリプタノール〉，イミプラミン〈トフラニール〉）と比較して，副作用がより少ない。

TCAと四環系抗うつ薬で最も起こりやすい副作用は，以下の通りである：抗コリン作用／抗ムスカリン作用（口渇，便秘，霧視，尿閉，頻脈），心血管系症状（α-アドレナリン性阻害，起立性低血圧，徐脈，頻脈），抗ヒスタミン作用（鎮静，体重増加），神経学的症状（軽度のミオクローヌス，過量投与によるけいれん発作，高齢患者におけるせん妄）。こうしたことから，TCAと四環系抗うつ薬は，中等症から重症の心血管疾患（Shoresら，1998），狭隅角緑内障，前立腺肥大，認知障害，けいれん発作，せん妄の患者には用いるべきではない。他の選択肢が有効でなかったために，TCAをやむなく用いる場合には，ノルトリプチリンのほうが，やや良好な心臓に対する安全性プロフィールを示す。

SSRIで最も起こりやすい副作用は，以下の通りである：消化器（胃腸）系症状（嘔気，嘔吐，下痢），活動性／焦燥（焦燥の悪化，激越，不眠），性機能不全（男性における勃起または射精不能，男女を問わず性欲消失と無オルガスム症），神経学的症状（片頭痛，緊張性頭痛の悪化）。SSRIは，特に血小板の機能に影響を与える他の物質と併用された場合には，血小板の機能を変える可能性がある。それゆえ，臨床上の兆候と出血時間を観察することを勧める。さらに，SSRIには，少なからずSIADH（血清ナトリウム濃度低下）のリスクがある。また，高用量のSSRIは，QTc延長と関連づけられている（例：citalopram，エスシタロプラム〈レクサプロ〉）。

SSRIとMAO阻害薬との併用や前後の使用は，セロトニン症候群の危険があるため禁忌である。セロトニン症候群で最もよくみられる臨床症状は，精神状態の変化，焦燥，ミオクローヌス，反射亢進，戦慄（震え），腹痛，下痢，振戦である（Sternbach，1991；Finfgeld，2004）。セロトニン症候群は，一般に不可逆的MAO阻害薬とSSRIとの相互作用の結果として最も起こりやすいが，他のセロトニン作動薬（例：クロミプラミン〈アナフラニール〉，L-トリプトファン，fenfluramine，buspirone，venlafaxine，ミルナシプラン〈トレドミン〉，nefadozon，トラゾドン〈デジレル，レスリン〉，そして稀なケースとしてリチウム〈リーマス〉）でも起こることがある。

SNRIでは，venlafaxineとデュロキセチン〈サインバルタ〉がSSRIのエスシタロプラムとセルトラリン〈ジェイゾロフト〉よりもより副作用が頻繁に起こり，治療中断につながったのに対して，ミルナシプランではそのようなことはなかった（Cipianiら，2009）。SNRIにより血圧が上昇する可能性があるため，要観察である。

ミルタザピン〈リフレックス，レメロン〉は，SSRIと同程度の治療中断率となった。体重増加と鎮静が引き起こされることがあったが，嘔気と性機能不全はそれほど頻繁には起きなかった（Watanabeら，2011）。

Agomelatineでは，肝障害（アミノ基転移酵素の10倍におよぶ増加，時に腎不全，

肝炎，黄疸が伴う）のリスクの増加を考慮しなければならない。治療開始時と用量増加時には，肝酵素を常に観察することが必須である。

　性機能への副作用は，抗うつ薬によって異なる（Ferguson，2001；Montejoら，2001；Montgomeryら，2002；Damsaら，2004）。TCA，SSRI，venlafaxine がデュロキセチン，reboxetine よりも性機能不全を起こしやすく（Wernekeら，2006），ミルタザピンは SSRI ほど起こしやすくなく（Watanabeら，2011），bupropion は fluoxetine，パロキセチン〈パキシル〉，セルトラリン，エスシタロプラムほどは起こしやすくない（Gartlehnerら，2007）。Agomelatine については，性機能への副作用率はプラセボと差がないようである（Dolderら，2008）。抗うつ薬による性的副作用の治療については，Zajecka（2001），Worthington と Peters（2003）を参照されたい。

軽症，中等症，重症のうつ病への抗うつ薬の使用

　調査された最新の国際的ガイドライン（NICE，2009；CANMAT，2009；DGPPNら，2009；APA，2010）およびその他の系統的な文献検索から得られたエビデンスによれば，中等症から重症のうつ病治療における抗うつ薬の使用と望ましい薬剤クラスに関しては，実質的な合意があるといえよう。

　多くの場合に SSRI が第一選択薬とされ，ミルタザピン〈リフレックス，レメロン〉，SNRI と四環系，bupropion，tianeptine と agomelatine と続く。TCA は，一般には第二選択薬とされる。MAO 阻害薬については，それほど明確な合意はないものの，可逆的阻害薬の moclobemide が第一選択薬とされ，その他の MAO 阻害薬は，第二あるいは第三選択薬とされることが多い。これらは主に，治療抵抗性うつ病に対する選択薬とみなされている〔「治療抵抗性うつ病（TRD）」の節（p.59）を参照〕。

　ガイドラインと医師たちの見解が最も多様となるのは，軽症のうつ病において抗うつ薬をどの時点で用いるかという問題についてである。中等症から重症のうつ病への急性期治療で証明された精神療法〔例：認知行動療法（CBT），対人関係療法（IPT）〕の効果の有益性を，薬剤使用の有益性とリスクと対比したうえで，場合によっては，これらのアプローチや，心理教育単独，または「注意深い経過観察」（約2週間，全般的な補助をつけながら）さえ適切といえるであろう。何が適切かは，患者ごとに，中等症または重症のうつ病の既往がある，初期症状の閾値下うつ病を長期間（典型では少なくとも2年以上）示している，他の介入を行った後にも閾値下うつ病症状または軽症のうつ病が持続するなどといった状況に応じて異なってくるであろう（DGPPNら，2009を参照；NICE，2009；APA，2010；Baghaiら，2011）。

WFSBPの推奨
● 軽症のうつ病エピソードに対しては，中等症から重症のうつ病に対して有効な心理教育または精神療法が，抗うつ薬に代わる治療選択肢となる。 ● 薬剤が用いられる（患者の希望／好みによる，以前に薬剤に反応した正の治療歴がある，過去に中等症から重症のエピソードがある[1]，初期に非薬理学的治療に反応しなかった）場合には，SSRIとその他の「より新しい抗うつ薬」（reboxetine以外）が第一選択薬となる*。 ● 中等症のうつ病エピソードでは，SSRIとその他の「より新しい抗うつ薬」（reboxetine以外）が第一選択薬となる**。 ● 重症のうつ病では，TCA, SSRI, SNRIが推奨される***。
CE「A」, RG「1」

1) S3ガイドラインDGPPNら（2009），*単独治療または精神療法との併用，**単独治療または精神療法との併用，***適切な場合にはECTまたはMAOI

　初期の治療を単独治療にするべきか併用治療にするべきかの問題について，2010年8月までに発表された5つの小規模な研究を対象に行った最近のメタ解析では，SSRIとミルタザピン，およびSSRIとTCAの組み合わせは，SSRI単独よりも優れていて，有害事象による脱落率に違いはないという結論となった（Lopesら，2012；ただし対象となる症例数，および抗うつ薬の不均一性を考慮する必要性から，一定の限界がある）。それに対して，単盲検法によるCO-MED（うつ病治療のアウトカムを高めるために薬物療法を組み合わせる：Combining Medication to Enhance Depression Outcomes；Rushら，2011）研究では，併用治療（bupropion＋エスシタロプラム〈レクサプロ〉またはvenlafaxine＋ミルタザピン）が単独治療（エスシタロプラム）よりも優れているとは示されず，むしろvelnafaxine＋ミルタザピンでは有害事象の発生率がより高いことが示された。さらに別の研究では，ミルタザピン，fluoxetine, venlafaxine, bupropionに関連した併用治療が，fluoxetine単独療法よりも明らかに優れていた（Blierら，2010）。

治療計画に影響をおよぼす特殊な臨床的特徴

　適切な治療による有益性の程度は，うつ病が重症となればなるほど高まるようである（Kirschら，2008；Fournierら，2010）。軽症のうつ病エピソードでは，教育，支持，問題解決も，抗うつ薬に代わる治療の選択肢となる。重症度が増すにつれて，抗うつ薬の使用がより適切となる。大うつ病エピソード患者は，しばしばDSM-IV（またはICD-10）の基準によって診断されるために必要となる数以上の特徴や症状を呈する。

大うつ病の異なるサブタイプごとに，さまざまなクラスの抗うつ薬に対して異なる反応をすることが知られている。

メランコリー型の特徴と入院を伴うMDD

メランコリー型の特徴に含まれるのは，ほとんど，またはすべての活動における喜びの喪失，そして／または，ふだん快適である刺激に対する反応の消失，早朝覚醒，朝に悪化すること，有意な体重減少，精神運動遅滞／焦燥，死別反応とは明確に異なる質の抑うつ気分などである。DSM-IVのメランコリー型の診断基準を満たす患者の多くは重症度も高いが，重症のうつ病患者すべてにメランコリー型の特徴が伴うわけではない。また，入院患者はしばしばメランコリー型の特徴を呈する。メタ解析によれば，結果が必ずしも臨床を反映しているわけではないものの，パロキセチン〈パキシル〉（Tignolら，1992），venlafaxine（Entsuahら，1995），moclobemide（AngstとStabl，1992）は，メランコリー型のうつ病患者に対して，プラセボよりも効果的であり，比較試験においてはTCAと同等の効果がある。デンマークのDUAG研究によれば，多くがメランコリー型の特徴をもつ入院うつ病患者の寛解率は，パロキセチン，citalopram, moclobemideと比較して，クロミプラミン〈アナフラニール〉の治療群で，有意に高かった（Danish University Antidepressant Group, 1986, 1993, 1999）。また，重症のメランコリー型のうつ病患者の治療においては，アミトリプチリン〈トリプタノール〉，クロミプラミン，venlafaxineが，SSRIよりも有効でありうるという若干のエビデンスがある（Perry, 1996；Anderson, 2001）。

精神病性うつ病

大うつ病性障害では，妄想そして／または幻覚が起こりうる。精神病性うつ病の患者は，抗うつ薬と抗精神病薬とを併用することで，いずれか単独の治療よりも，かなり高い反応率を示す場合がある（Spikerら，1985；Rothschildら，1993；Bruijn，2001；Thase, 2002；Rothschild, 2003；Shelton, 2003；Kleinら，2004；Kunzelら，2009；Wijkstraら，2010）。これは，venlafaxine単独を，venlafaxineとクエチアピン〈セロクエル〉（適応外使用）の併用と比較した場合についても当てはまる（Wijkstraら，2010）。

WFSBPの推奨
精神病性うつ病の患者では，治療開始時には抗うつ薬と抗精神病薬との併用が推奨される。
CE「B」, RG「3」

2つの研究（Spikerら，1985；Mulsantら，2001）を組み合わせたメタ解析では，三環系抗うつ薬と古典的な抗精神病薬との併用が，三環系抗うつ薬単独よりも有効であったが，統計学的には有意差に達しなかった（OR 1.44 [95% CI 0.86-2.41]，Wijkstraら，2006）。

非定型抗精神病薬は，錐体外路症状のリスクがより低いため，古典的な抗精神病薬よりも好まれることがある（OstroffとNelson，1999；Coryaら，2003；Barbeeら，2004；Masand，2004）。しかし，非定型抗精神病薬ではメタボリック症候群のリスクがより高い点が考慮されるべきである。

精神病性うつ病について，より古い抗精神病薬とより新しい抗精神病薬とを比較した試験によるデータはない。FarahaniとCorrell（2012）は，519例の患者を対象に行った最近のメタ解析で，精神病性うつ病の急性期治療において，抗うつ薬と抗精神病薬を併用した治療群のほうが，抗うつ薬と抗精神病薬それぞれの単独治療群のいずれよりも優れていることを見出した。著者らは，さらに多くの具体的な組み合わせを検証するための詳しい研究と，非定型抗精神病薬とより新しい抗うつ薬を検証するさらなる研究を約束している。

通常，うつ病患者に投与される抗精神病薬の用量は，統合失調症に用いられる用量よりも少ない。

非定型の特徴を伴うMDD

非定型の特徴とは，イベントに反応して気分が明るくなる，過眠，体重増加，強い疲労感，四肢の鉛様の麻痺，パーソナリティ特性としての拒絶に対する敏感性などである。特に非定型の特徴を伴ううつ病患者に対しては，不可逆的MAOIが有効であることを示す，十分なエビデンスがある（Quitkinら，1991；Nierenbergら，1998）。メタ解析において，phenelzineとtranylcypromineは，非定型の特徴を伴ううつ病外来患者に対して，イミプラミン〈トフラニール〉よりも効果的であった（Thaseら，1995）。しかし，「典型的」なうつ病の第一選択となるより新しい抗うつ薬との比較に関しては，SSRIも含めて研究がない。

うつ病による自殺

自殺は，大うつ病患者では有意なリスクである。それゆえ，患者個人の自殺のリスクは，初回診察時に評価され，そして治療経過中にも規則正しく再評価されるべきである。希死念慮が急激に高まった症例では，入院での治療が必須となる。自殺のリスクが高まっていることを医師に警告する因子としては，以下のものがある：感情の障害，

衝動制御性のなさ，落胆と絶望感，年齢と性別（男性では20〜30歳と50歳以上，特に高齢の男性，女性では40〜60歳），自殺未遂の既往歴（最も関連する因子），自殺企図の家族歴，早期発症感情障害の家族歴，物質乱用（特にアルコール乱用），婚姻状況（独身，離婚，寡夫または寡婦），社会経済状況の急激な変化（失業，経済的問題，望まない退職），支持者の欠如（Blumenthal，1990；Appleby，1992；Nordstromら，1995a,b；Angstら，1999；BostwickとPankratz，2000；Moller，2003）。こうした因子が組み合わさることで，自殺のリスクが高まりかねない。

特殊かつ即効性の「抗自殺」薬はない。ベンゾジアゼピンを治療薬に追加すると，短期的にではあるが，自殺行動をコントロールしやすくなる場合がある（Furukawaら，2001）。リチウム〈リーマス〉（適応外使用）は，予防的に投与された場合に，自殺未遂や自殺を防止するうえで有効なことが示されている〔本ガイドラインの第Ⅱ部（本邦未刊行）を参照〕。そのうえで，さらに即効性の自殺抑制効果があるか否かは，現時点では知られていない。

電気けいれん療法（ECT）は，自殺する可能性が高い患者に対して，調査されたすべてのガイドラインにおいて，治療の第一選択肢とみなされている。抗うつ薬の毒性は，過量服薬されるのが抗うつ薬かその他の薬剤かにかかわらず考慮されるべきで，必要な場合には，患者が入手できる薬物量を制限しなければならない。抗うつ薬を用いた治療を，自殺の恐れのある患者，または25歳未満の患者〔この集団に抗うつ薬治療を行った場合，治療初期に自殺率が高まる可能性があるため（Stoneら，2009）〕に対して開始した場合には，通常は1週間後に診察を行い，それ以後もリスクが臨床上重要とはみなされなくなるまでは，適切な間隔で頻繁に診察を続けるべきである（NICE，2009）。過量服用したさいの抗うつ薬の毒性については，Hawtonら（2010）は，venlafaxineとミルタザピン〈リフレックス，レメロン〉が，SSRIと比較した場合には高い致命率と関連し，TCAと比較した場合にははるかに低い致命率と関連することを示した。SSRI（一般に相対的に低い致命率）の中では，citalopramの毒性が最も強かった（Hawtonら，2010）。

付加的な精神療法を，当初は自殺に注目しながら行うことが推奨される。短期の目的は，患者との密な接触の機会をつくることと，危機が治まるまでの間，積極的で速やかな支持を提供して，不安を取り除くことである。安定した信頼できる治療関係は，それ自体が自殺を予防する効果をもつ。

> **WFSBP の推奨**
>
> 患者が,希死念慮または自殺企図をもつ場合には,頻回の監視と専門的な治療が必要であり,精神医学的介入が推奨される。患者の同意のない入院が必要となるかもしれない。即刻かつ集中的なケアが開始されるべきであり,それには,集中的な薬物療法と,心理社会的因子を扱う精神療法が含まれるべきである。
>
> 臨床上のコンセンサス

> **WFSBP の推奨**
>
> 過量服薬のリスクのある重症のうつ病患者に対しては,致死的となる可能性のある抗うつ薬(例:TCA または不可逆的 MAO 阻害薬)の処方量を限定的(例:1週間ごと)にすることや,過量服薬のさいにも比較的安全な抗うつ薬を選択することが推奨される。
>
> 臨床上のコンセンサス

　疫学的研究からは,ここ数十年の間は,自殺の頻度が減少し,抗うつ薬の処方が増加したことが明らかになっている(Sartorius ら,2007)。それとは対照的に,特定の抗うつ薬,あるいは抗うつ薬全般が自殺企図を高めるか否かを巡る議論がある。この文脈においては,パーソナリティ障害が合併していたり,双極性うつ病(特にうつ病の混合状態)の治療が不適切であったりといった臨床的条件が重要となるかもしれない。

　患者によっては SSRI が,またおそらく他の抗うつ薬においても,自殺のリスク(自殺未遂の場合が多い)を高める可能性があることを示唆するデータがいくらかある(Moller,2006)。このリスクは,治療開始直後が最も顕著であろう(Jick ら,2004)。しかし,Simon ら(2006)は,自殺のリスクは,抗うつ薬治療を開始する前月に最も高く,治療を開始した最初の週のうちに急速に低下し,治療とともにさらに低く安定した数値へと減少してゆくことを示した(65,000 例のうつ病患者の電子化された保険制度記録のデータより)。Khan らは,自殺と自殺未遂の発生率について,多くの「より新しい」抗うつ薬とプラセボとを比較したが,統計的な有意差を見出さなかった(Khan ら,2000)。この知見は,FDA に提出された研究データを対象に最近行われた非常に包括的なメタ解析の中で,Stone ら(2009)が確認している。抗うつ薬治療で起こる自殺に関連した行動を,プラセボと比較したさいのオッズ比(OR)は 1.12(95% CI 0.79-1.58)であり,有意差はなかった。

　しかし,先に述べた当初の懸念が,特に児童と思春期の若者に対する精神科医療への公式な警告(例:米国 FDA によるもの:FDA,2005)という結果になった。ほとん

どの抗うつ薬は，この年齢集団における有効性が示されておらず，あるメタ解析は，自殺を巡る思考や未遂（完全な自殺ではない）が児童と思春期の若者で増加したことを示した（FDA，2004）。

この主題に関する包括的な議論に関しては，ヨーロッパ精神医学会の意見表明の中の，単極性うつ病治療における抗うつ薬の意義に関する部分（Moller ら，2012），ならびに，自殺の治療と予防に関するヨーロッパ精神医学会の最新のガイダンスも参照されたい（Moller ら，2008；Seemuller ら，2009；Wasserman ら，2012）。

WFSBP の推奨
医療上の意思決定を行う場合には，抗うつ薬治療の有益性に対して，潜在的なリスクが慎重に比較検討されなければならない。抗うつ薬による治療を開始するさいには，自殺企図のリスク因子も含めた既往歴を考慮し，患者をよく観察（例：治療の初めの数週間は毎週）することが推奨される。
臨床上のコンセンサス

精神病性の特徴を伴う MDD（妄想性うつ病）に対する治療推奨に関する情報については，「精神病性うつ病」の節（p.28）を参照；季節型の MDD については，「光療法」の節（p.54）を参照；不安の特徴を伴う MDD（「不安」うつ病）については，「不安障害の併存」の節（p.63）を参照されたい。

初期治療の有効性の評価

初期治療の有効性は，一定期間の抗うつ薬投与に対する患者の反応を慎重に検証することで評価できる。この観点から推奨されるのは，評価者評価尺度〔例：ハミルトンうつ病評価尺度（HAMD）；Hamilton，1960；6項目バージョンは Bech ら，1981〕，Montgomery-Asberg のうつ病評価尺度（MADRS；Montgomery と Asberg，1979；Rush と Kupfer，2001），Bech-Rafaelsen のメランコリー尺度（BRMS/MES；Bech と Rafaelsen，1980）であり，それらを補足するものとして，患者の自己評価尺度〔例：ベックうつ病尺度（BDI）；Beck ら，1961〕，患者の健康に関する質問票－9項目版（PHQ-9；Spitzer ら，1999），大うつ病尺度〔Major Depression Inventory（MDI）；Bech ら，2001；Olson ら，2003〕，なども利用できる。

治療への反応の閾値基準として推奨されるのは，以下の通りである：

● 無反応（Non-response）：基準値（治療前の状態）と比較して，症状の重症度の減

少が，25％以下。
- 部分反応（Partial response）：基準値と比較して，症状の重症度の減少が26〜49％。
- 反応（Response）：基準値と比較して，症状の重症度の減少が50％以上。
- 残遺症状を伴う反応（Response with residual symptoms）：部分寛解を伴う反応
- 寛解（Remission）：確実な尺度での得点によって定義された無症状またはごくわずかな軽い症状の残存のみ（例：HAMDで7以下）で，心理社会的また職業的な機能が改善。

　過去50年にわたって，抗うつ薬を用いた薬物療法に関しては，抗うつ薬への反応は数週間の遅延を伴って現れるのが通常であると基本的に信じられてきた。この印象は，主に2つの事柄に基づいている――第1に，抗うつ薬の有効性を示すエビデンスを提供する目的で行われた対照群を設けた臨床試験は，通常，活性化合物をプラセボと比較してきた。その場合，評価尺度の平均得点をうつ病症状の基準として比較したさいに，積極的な治療とプラセボとの間に有意差が検出されるようになるのは2〜4週以降となるのが一般的であった。薬剤とプラセボとが統計学上で区別されるようになるまでの時間差が，これまで長きにわたって，抗うつ薬の作用発現までの遅延と誤って解釈され続けてきた。この解釈には，プラセボもまた，うつ病においてしばしば実質的な初期の改善をもたらすという観点が含まれていないのである。第2に，パターン分析（Quitkinら，1984, 1987）によれば，薬物への持続的な，あるいは「真の」反応は，主に治療経過の後半，すなわち3〜4週目に現れると示唆されたのに対して，初めの2週以内に起きる反応は，おそらく不安定でプラセボ効果の結果と推測されてきた。

　抗うつ薬の作用発現は遅延するという考えを揺さぶるように，33,000例の患者を含み，事実上すべての抗うつ薬グループについて行われた膨大な症例数の後ろ向き研究，および前向き研究の事後解析から，薬剤に対する真の反応は，治療開始後14日以内に観察されることを強く示唆する相当数のエビデンスが得られている（Nierenbergら，2000；Szegediら，2003；Katzら，2004；PosternakとZimmerman，2005；Papakostasら，2006；Taylorら，2006；Stassenら，2007；Henkelら，2009；Henningsら，2009；Szegediら，2009；Tadicら，2010b；Uherら，2010）。さらに，うつ病症状の改善が治療経過の初期から見られる場合には，最終的な治療転帰がポジティブになることをかなり正確に予測することがわかってきた。Stassenらによる複数の研究は，さまざまな抗うつ薬で治療されたうつ病患者における，それぞれの作用発現までの時間を分析した（Stassenら，2007参照）。1週間のプラセボによる観察期間中に17項目版ハミルト

ン抑うつ評価尺度（HAMD-17）による評価を繰り返したモデル確立研究によれば，観察された変化は，基準値の15％を超えなかった。このことから，改善の発現（作用の発現を表す）は，基準値から20％の減少と定義された。この閾値は，HAMD-17上で4点（HAMD-17尺度で20点であれば，20％）の減少が，臨床的に有意義であるとみなされる臨床実践に相当する値である。彼らの分析結果は，抗うつ薬治療を開始して2週以内にそのような改善を示した（＝早期に改善した）患者は，研究が終わる時点においても，はるかによい反応率を示したことを，一致して明らかにした。2,848例のMDD患者を対象にしたメタ解析では，先の分析が裏づけられて，早期に改善を認めた患者のほうが，早期の改善を認めなかった患者よりも，反応する見込みがはるかに高いことが示された（OR＝9.25, 95％ CI＝7.79-10.98）。また，別の解析では，Szegediら（2003）が，MDD患者に対し，ミルタザピン〈リフレックス，レメロン〉とパロキセチン〈パキシル〉によるランダム化比較試験（RCT）を行い，早期の改善を検証した。改善（HAMD-17得点で20％以上の減少）は，ほとんどの患者で治療開始後2週以内に起きた。また，この改善は，両方の薬剤について，後の安定した反応（4週目以降にHAMD-17得点で50％以上の減少），および安定した寛解（4週目以降にHAMD-17得点が7以下）を，非常に敏感に予測する因子であった。治療開始2週間後の時点で改善していなかった患者では，6週にわたる研究の経過中に安定した反応をみせるか寛解したものは，10％未満であった。Szegediら（2009）は，最近，対象を41の臨床試験へと広げて，ミルタザピン，セロトニン再取り込み阻害薬，三環系，venlafaxine，またはプラセボのいずれかで治療された6,562例のMDD患者についての解析を行った。ここでも，早期の改善が，安定した反応と安定した寛解を高い精度で予測した（それぞれ＞80％，＞87％）。初めの2週間で改善しなかった患者群では，安定した反応または安定した寛解へ至ったのは，それぞれ11％と4.1％であった。最近になって，これまではRCTを二次的に解析して得られていたこれらの結果が，経過観察によって治療された患者の大規模な集団（Henkelら，2009；Henningsら，2009）のみならず，軽症の大うつ病エピソードまたは小うつ病の患者群（Tadicら，2010b）でも裏づけられて，エビデンスがさらに蓄積している。しかし，80％またはそれを超える程度となるはずの陰性的中率〔negative predictive value（NPV），改善を認めなかった患者のうち，最終的な評価で反応／寛解に至らなかったと判断される割合〕は，4週目での反応が求められて，6週間のフォローアップしかしていないRCTと比較して，より重症の患者を多く含むと思われるより長期のオープン試験では，より低かった。それゆえ，NICEのガイドラインでは，治療の変更を検討するのに適した時期は，平均評価期間が8週間であれば治療開始から3〜4週間目であり，20％未満の改善に基づいたNPVが，8週目における反応の欠如を予測していることを示

唆している（NICE, 2009）。

　早期の改善が後の転帰をかなり正確に予測するという知見は，有効な抗うつ薬治療は，障害からの回復のために必要な生物学的なメカニズムを誘発し，維持するという考えへと発展した（Stassenら，2007）。感情障害の患者は，生物学的な「レジリエンス」様の要素をもっていて，それがうつ病からの回復の大部分を支配すると示唆されている。ひとたび誘発されると，回復は——トリガー（抗うつ薬）の薬理学的な相違とは独立して——同じ経過をたどるかのようである。結果として，良好な転帰を示す患者のほとんどが，治療開始から2週間以内に作用発現をそれぞれ経験していることになる。対照的に，2週間経過した時点で改善がみられない状況は，選択された抗うつ薬がレジリエンス様の要素を誘発せず，また誘発する見込みも少ないことを示唆していそうである。この分野の第一人者たちは，後ろ向きの分析から得られるこうした知見に基づいて，臨床上の判断のためには，治療経過の初期に症状を厳密に評価することが必要であると，繰り返し推奨してきた。

　しかし，早期の改善が不十分な場合の治療の最適化に関しての明確な推奨を行うためには，質の高い，よく統制された前向きの試験からエビデンスが得られなければならない。Nakajimaら（2011）は，ランダム化オープンラベル試験の中で，早期改善を認めなかった患者の抗うつ薬を切り替えた場合と維持した場合とについて，8週間後の転帰を前向きに比較した。セルトラリン〈ジェイゾロフト〉50mg/日の初期治療に早期の改善を認めなかった（2週目にMADRSで20％未満の減少）場合，被験者は，2つの群——セルトラリン50〜100mg/日で継続する，あるいはパロキセチン〈パキシル〉20〜40mg/日に切り替える——のいずれかにランダムに割り振られた。132例の被験者のうちの41例が，早期改善を認めなかった（31％）。そのうち，パロキセチンに切り替えた群（n＝20）は，セルトラリンを継続した群（n＝21）と比較して，有意に高い反応率と寛解率を示した（それぞれ75％対19％と60％対14％）。研究途上とはいえ，このような知見は，初期の抗うつ薬治療に対して，2週間の時点で早期の改善を認めなかったMDD患者に対しては，最初の抗うつ薬を継続するよりも，即座に別の抗うつ薬に切り替えるほうが有益であると示唆しているかもしれない。ただし，プラセボ効果は除外できない。2週間が経過した段階で，早々の治療変更を明確に推奨するためには，前向きの研究をさらに行って，早期の薬物変更戦略と，例えば現在進行中の大規模なドイツEMC試験（Tadicら，2010a）などのような，従来からの遅延した作用発現の観点に基づいた戦略とを，対比して検証しなければならない。

　より強固なエビデンスがない限り，抗うつ薬による治療を中止するか否かは，医師と患者が共同決定するべきである。あまりに頻繁に，また早期に治療戦略を変更すること

は，例えば，薬剤が効果的でなかったという誤った結論に導き，患者を落胆させる。対照的に，いかなる治療反応もない状態で長期にわたって治療を継続することは，患者の苦しみを不必要に引き伸ばし，エピソードの長期化を引き起こす可能性がある。

診断の再評価と至適抗うつ薬治療

治療戦略の変更を考慮する前に，まず第1段階として，診断の再評価をし，現在の治療薬にこだわるべきである。抗うつ薬の血中濃度に影響を及ぼしている薬物動態学的要因を考慮することも重要であろう。もし測定が可能であれば，三環系抗うつ薬，またすべてではないにしても「より新しい」抗うつ薬のいくつかについて，血中濃度を知っておくと，服用量の適切さおよび服用量調整の必要性を評価するのに役に立つであろう（下記と表3を参照）（Hiemkeら，2011）。身体的検査と臨床検査の結果を再調査することにより，合併している一般身体疾患，管理不全の疼痛，うつ病エピソードの素地となったり関連していたりする非向精神薬や隠れた物質乱用などの見落しを避けられる。持続的な心理社会的ストレッサーもまた，治療上の無反応の理由として考慮すべきである。服用量の妥当性の再評価もまた，考慮が必要である。至適治療は，抗うつ薬の服用量の増量によって達成される場合が多い。この戦略は，特にTCAまたはvenlafaxineによる治療を受けている患者には有効である。しかし，この戦略は，SSRIによって治療されている患者では，エビデンスが少ない（Bakerら，2003；Adliら，2005）。LichtとQvitzauは，セルトラリン〈ジェイゾロフト〉に関して，さらに5週にわたって同じ（中等量の）用量を維持した場合よりも，実質的に増量した場合のほうが反応率が低いことさえ見出している（LichtとQvitzau，2002）。Ruheら（2009）は，最近行われた単光子放射断層撮影法（SPECT）を用いたランダム化された研究において，パロキセチン〈パキシル〉を標準用量の20mg/日で用いると，セロトニンの再取り込みがほぼ完全に阻害されること（セロトニントランスポーターの占有率80％）を示した。対照群では，平均用量が46.7mg/日であったが，セロトニントランスポーターの占有率はそれ以上には高まらなかった。このことは，SSRIの増量による効果が証明されていない理由を説明するかもしれない。レビューに関しては，Adliら（2005）を参照されたい。

WFSBPの推奨
抗うつ薬治療への反応が不十分な場合には，第1段階として，現在の治療薬へのこだわりを評価することが推奨される。
臨床上のコンセンサス

治療薬モニタリング

　治療薬モニタリング（TDM）には，薬剤血中濃度測定を行い，血中濃度が至適治療範囲内にあるのか，至適治療範囲を超えていないか，至適治療範囲以下ではないかを確認することが含まれる。TDMのその他の適応は，薬剤摂取による吸収と，服薬アドヒアランスを見極めることと，患者が「急速」代謝者または「遅延」代謝者であるかを決定すること（下記参照）である。TDMは，臨床反応の評価（特にいくつかのTCAでは；至適範囲については表3を参照；Perryら，1994；Hiemkeら，2011），毒性の評価，好ましくない薬剤間相互作用のモニタリングにおいて，重要なツールである。特に，TDMは，過量の血中TCA濃度となり，潜在的に中枢神経系と心血管系の毒性につながりかねないリスクのある患者群を同定しうる（PreskornとFast，1991；Perryら，1994；Brosen，1996）。

　一部の三環系抗うつ薬とは異なり，一般に，SSRIの臨床的な有効性と血中濃度との間に明らかな関連はなく，毒性濃度を定義するいかなる閾値も存在しない（Adliら，2005も参照）。しかし，citalopramについての最近のデータは，うつ病の入院患者では，血中濃度が少なくとも50ng/mLの場合には，より低い場合と比較して，うつ病の評価尺度の得点がより有意に減少したことを示した。その理由としては，コンプライアンスの問題と，薬剤の急速な代謝が考察され，治療の初期段階にTDMを行う提案へと結びついている（Ostadら，2011）。高齢のうつ病患者では，SSRIのTDMは，臨床上の投与戦略に影響しうるし，それゆえ薬剤コストを下げうる（Lundmarkら2000）。さらに，うつ病じたいが，医学的治療におけるノン・アドヒアランスの重要な危険因子であるということも，考慮されるべきである（DiMatteoら，2000）。それゆえ，TDMは，アドヒアランスの低さが予想される場合や，治療の失敗や中毒性の事象を経験したさいには，有用であろう（RasmussenとBrosen，2000）。

抗うつ薬の薬物動態学と薬理遺伝学

　抗うつ薬の血中濃度は，同様の投与量で治療される患者間においても，かなりの差がある。大部分の抗うつ薬と抗精神病薬は，主に肝臓に局在する関連アイソザイムの大きなグループである，多形態のチトクロームP450系（CYP450）によって代謝される。現在までに知られている50以上のヒトのアイソザイムのうち，チトクロームP4501A2（CYP1A2），CYP2C，CYP2C19，CYP2D6，CYP3A4が，向精神薬の生体内変化の触媒（代謝）作用において最も重要である。CYP2D6アイソザイムは，すべての三環系抗うつ薬，いくつかの抗精神病薬，アヘン剤（オピオイド），β-遮断薬，抗不整脈薬，そして大部分のSSRIを含む，臨床で用いられる30以上の薬剤に触媒作用を及ぼす主要

な酵素である（Brosen, 1998）。

「遅延（slow）」〔「弱い（poor）」〕代謝者（代謝能低下者）は，遺伝子多型（異なる対立遺伝子をもつCYP450遺伝子が，人口の少なくとも1％以上に存在する場合に，遺伝子多型と定義される）の結果として，CYP450アイソザイムの活性がない，または制限されている者である。「急速（rapid）」〔「急な（fast）」または「拡張（extensive）」〕代謝者（代謝能過剰者）は，同様に遺伝子多型の結果として，代謝率が高められたCYP450アイソザイムを1つ以上もつ者である。白人の約7％が「遅延」代謝者である。そして，そのような患者では，例えばTCAが推奨用量で用いられる場合であっても，有害作用を呈する可能性がある。対照的に，多数のCYP2D6遺伝子をもつ「超急速（ultrarapid）」代謝者では，至適治療を行うために，高用量の薬剤の服用を必要とする可能性がある（Bertilssonら，1997；Kirchheinerら，2004）。しかし，超急速代謝者の表現型をもつ患者の10〜30％しか，複製対立遺伝子と診断されないこともある（Lovlieら，2001）。大多数の超急速代謝者を特徴づけるためには，さらなる調査が必要である。重要な点として，アジア人におけるCYP2D6の平均活性レベルは，酵素活性が減少した変異（CYP2D6*10）がよくみられるために，白人のそれよりも低い。

WFSBPの推奨
ノン・アドヒアランスとなる可能性のある患者（例：抗うつ薬を高用量で服用しているにもかかわらず薬剤血中濃度が低い）では，TDMと遺伝子解析を組み合わせて行うことは有益でありうる。そのような解析は，特定の抗うつ薬に対する遅延または急速代謝者である患者を同定するのにも役立つ可能性がある[1]。
臨床上のコンセンサス

1) Bertilssonら（1997）；TanakaとHisawa（1999）；Steimerら（2001）；Kirchheinerら（2004）を参照。

複数の薬剤が同じCYP450アイソザイムで代謝される場合には，薬物動態学的薬剤間相互作用が起こりうる。あるタイプの相互作用は，CYP450アイソザイムが，同じ酵素で代謝される薬剤の代謝に影響を及ぼす特定の薬剤によって刺激される場合に起こる（誘導）。この相互作用は，薬剤の血中濃度の減少と，一般的には臨床効果の減弱という結果を生む。別のタイプの相互作用は，同じ酵素で代謝される2つの物質が，除去プロセスにおいて競合する場合に起こる（阻害）。この相互作用は，薬剤の血中濃度上昇と，毒性の作用という結果を生む可能性がある（よく処方される抗うつ薬と他の薬剤との間の薬剤間相互作用の可能性に関する情報については，Michalets, 1998；Kent, 2000；

Kennedyら，2001を参照）。誘導と阻害に加えて，肝臓における薬物代謝は，遺伝子多型，年齢，栄養，肝疾患，内因性化学物質などによっても影響を受ける（Michalets，1998）。薬剤間相互作用の存在をつきとめることは，非向精神薬を服用している併存疾患をもつ患者を治療するさいに，最も重要となるであろう（Kent, 2000）。

　SSRIとCYP450アイソザイムとの間の質的，量的な相互作用は，SSRIごとに多様である。CYP2D6は，SSRIによって阻害される（作用を減弱させる順に：パロキセチン〈パキシル〉，norfluoxetine, fluoxetine）（HiemkeとHartter, 2000）。セルトラリン〈ジェイゾロフト〉，citalopram, フルボキサミン〈デプロメール，ルボックス〉のCYP2D6阻害作用は，臨床上は無視できる程度である（Baumann, 1996）。強力なCYP2D6阻害作用をもつゆえに，fluoxetineやパロキセチンの併用は，血中のアミトリプチリン〈トリプタノール〉やトリミプラミン〈スルモンチール〉などの三環系抗うつ薬の濃度を上昇させる（Baumann, 1996；Kent, 2000）。フルボキサミンは，大部分の3級アミンの代謝に影響を及ぼすCYP1A2とCYP2A19の強力な阻害薬である（ChibaとKobayashi, 2000）。Fluoxetineの主要代謝産物であるnorfluoxetine, およびnefazodoneは，多くの向精神薬の第Ⅰ相反応に関連する別の酵素であるCYP3A4の阻害薬である。

WFSBPの推奨
CYPアイソザイムの阻害薬である抗うつ薬が，同じCYPアイソザイムによって代謝される他の薬剤と併用される場合には，治療期間を通じて，血中薬剤濃度を測定すべきである。
臨床上のコンセンサス

　「より新しい」抗うつ薬（venlafaxine, ミルタザピン〈リフレックス，レメロン〉，デュロキセチン〈サインバルタ〉，agomelatine, reboxetine）もまたCYP450系によって代謝されるが，それらに関連する薬剤間相互作用は，SSRIと比較して弱い（Kent, 2000）。

最初の治療に部分反応または無反応の患者に対する理論的治療オプション

　うつ病患者の少なくとも30％は，最初にどの抗うつ薬を選択するかにかかわらず，治療に対して十分には反応しない（ThaseとRush, 1995；Tranterら, 2002；Nelson, 2003）。これらの無反応または部分的にしか反応しないうつ病に対しては，さまざまな代替治療戦略が提唱されてきた（Amsterdam, 1991；Nolenら, 1994；

Marangell, 2001；Shelton, 2003；Pridmore と Turnier-Shea, 2004)。診断の正確さ，また服用量とアドヒアランスが十分か否かを再検討したのち，次に採用される主な理論的戦略のタイプは，以下の通りである。：

(1) 最初の抗うつ薬の増量（最大化）
(2) 異なる薬理学的クラスの別の抗うつ薬への切り替え（例：SSRI から TCA またはデュアル・アクションの抗うつ薬へ）
(3) 同じ薬理学的クラスの別の抗うつ薬への切り替え（例：SSRI から別の SSRI へ）
(4) 異なるクラスの 2 つの抗うつ薬の併用（例：SSRI またはデュアル・アクションの抗うつ薬を，例えばミルタザピン〈リフレックス，レメロン〉と併用）
(5) 抗うつ薬の有効性を増強する他の薬剤〔例：リチウム〈リーマス〉（適応外使用），甲状腺ホルモン（適応外使用），非定型抗精神病薬（アリピプラゾール以外は適応外使用）〕と抗うつ薬の併用
(6) 抗うつ薬と精神療法的介入との併用
(7) 抗うつ薬と非薬理学的な生物学的治療〔例：断眠療法，光療法，電気けいれん療法（ECT)〕との併用

これらの戦略は，さまざまな薬剤とその組み合わせにおいて検証されてきた。しかし，研究のほとんどは，厳格な科学的手法によるものではないか，小規模な集団に関するものであった。さらに，最もよく用いられる併用治療は，思索的な視点によるものであり，二重盲検比較試験によるデータに支持されたものではない。それゆえ，適切な戦略の選択に関する実証可能なデータは少ない。このことは，異なる神経化学的作用機序をもつ抗うつ薬への切り替えと，複数の抗うつ薬の併用に関しては特にいえることであるが，この 2 つの代替戦略は，実際の臨床現場においては，しばしば第二選択の治療法として応用されている。

STAR*D による治療を受けた患者群から得られたデータの解析では，寛解に至る割合は，最初の治療の27％から，それに続く 4 つの治療ステップをすべて考慮すると，累積された割合として67％まで高められることが示された。ただし，寛解を達成する確率は，初めの 2 つのステップの期間中（20 〜 30％）のほうが，後の 2 つのステップの期間中（10 〜 20％）よりも高いことも示された（Gaynes ら，2009)。

現在，どの戦略が治療無反応者に好ましいのかという明らかなコンセンサスは存在しない（Crimson ら，1999；Lam ら，2004)。一部の著者は，例えばリチウムによる増強が，プラセボ対照比較試験により繰り返し研究されてきたという理由により，増

強戦略を好意的に論じてきた。しかし，最近の研究で，STAR*D の治療を受けた患者のうちの，最初の治療戦略に反応しなかった患者群から得られたデータに対して行われた後ろ向きの解析結果は，次の治療ステップとして，増強または切り替えのいずれが好ましいかを示さなかった（Sequenced treatment alternatives to relieve depression：Gaynes ら，2012）。Connolly と Thase（2011）が最近のナラティブ・レビューの中で示した結論は，まず最初に，アリピプラゾール〈エビリファイ〉またはクエチアピン〈セロクエル〉（適応外使用）による増強，もしくは別の抗うつ薬への切り替えが試行されるべきであるということと，リチウム〈リーマス〉（適応外使用）または T3〈チロナミン〉（適応外使用）による増強は，新規の抗うつ薬の有効性を改善する可能性はあるものの，この点については質の良いエビデンスはほとんどなく，それを評価するためにはさらなる試験を要するということである。彼らは，抗うつ薬の組み合わせと，従来からの興奮薬の使用に関しては，研究が不足していると言明する。なお，著者らによると，増強のためにピンドロール〈カルビスケン〉および buspirone を用いることは推奨されない。

以下に，戦略 1 から 5 までを詳細にレビューする。

戦略 1：最初の抗うつ薬の増量（最大化）

治療抵抗性のうつ病に対する一般的な戦略は，抗うつ薬の用量漸増である。しかし，このアプローチについて入手できるエビデンスは，今ひとつ不十分である（Adli ら，2005）。三環系と四環系の抗うつ薬に関しては，用量設定試験のみならず，治療薬モニタリングからも，用量反応関係に関してポジティブなエビデンスが得られていて，試験された抗うつ薬によってパターン（線形，S 字型，U 字型）が異なる。Venlafaxine に関しても同様であり，高用量ではより有効となるようである（Thase ら，2006）。SSRI に関しては，そのようなポジティブなエビデンスは存在しない。実際に，入手できるデータは，最小有効用量がセロトニン・トランスポーターの占有率 80％以上に対応しており，その比率は用量漸増によってもそれ以上は高められないことを示唆している。不可逆的 MAO 阻害薬の tranylcypromine に関しては，小規模な研究が，より高用量で有効性が高まることを示している（Amsterdam と Berwish，1989；Adli ら，2008）。これは，tranylcypromine とアンフェタミンの分子レベルの構造が類似しているため，高用量の場合には tranylcypromine の付加的なアンフェタミン様効果が高まることによるためかもしれない。

戦略2：異なるクラスの新しい抗うつ薬への切り替え

異なるクラスの抗うつ薬へ切り替えることの潜在的な利点は，多剤併用を最小にすることにより，毒性や陰性の薬剤間相互作用の予防に役立ち，副作用がより少なく，またはより軽減し，結果として患者の薬物療法へのアドヒアランスを改善しうることである（Reynaert-Dupuis ら，2002；Thase ら，2002；Fava ら，2003a）。

切り替えの不利な点は，最初の抗うつ薬からの切り替えにより生じる，部分的な有効性の損失と，次の薬剤が最大の抗うつ効果を示すまでに比較的長い期間を要する（増強または併用と比較して作用発現を遅延させうる）ことである。

しかし，レビューされたデータが，TCA と SSRI への切り替えに限られている点を考慮しても，別の抗うつ薬（同じクラスであれ，別のクラスであれ）への切り替えは，最初の抗うつ薬の継続よりも優れているわけではないのかもしれない（Bschor と Baethge，2010）。最近の大規模なランダム化オープン試験において，Souery ら（2011）は，citalopram から desipramine へ，またはその逆の切り替えを，切り替えをしない場合と比較した。寛解率は，切り替えた群でより低かった。ただし，最も有効と考えられている抗うつ薬のエスシタロプラム〈レクサプロ〉，venlafaxine（Cipriani ら，2009），tranylcypromine（Frieling と Bleich，2006）などへの切り替えの有効性を検証したランダム化比較試験は行われていない。

WFSBP の推奨
SSRI から venlafaxine または tranylcypromine への切り替えは，適切であると思われる。
CE「C」, RG「4」
薬剤がより長期に投与された場合には，中止後（離脱）症状を生じる可能性があるため，急激な中止よりはむしろ，最初の抗うつ薬を 1 ～ 4 週かけて漸減することが推奨される。とはいうものの，新しい抗うつ薬への移行は，ほとんどの場合には，重複する形式で行われてよい。ただし，不可逆的 MAO 阻害薬へ / からの切り替えは慎重に行い，2 つの薬剤の間に 2 週間の休薬期間を設けるべきである（fluoxetine からの切り替えのさいには 5 週間）。
臨床上のコンセンサス

戦略3：同じクラスの別の抗うつ薬への切り替え

同じクラスの抗うつ薬が，必ずしも同じ薬理学的側面または同じ化学構造をもつとい

うわけではない。それゆえ，同じクラスの抗うつ薬でも，実際には，同じ患者において異なる効果と副作用を示しうる。これは，あるSSRIには反応しない患者の40〜70%が別のSSRIには反応する可能性があることを明らかにした，一連のオープンラベル試験の中で特によく示された（ThaseとRush，1997）。別の研究では，別のSSRIへ切り替えたさいに，50〜60%の反応率を示した（HowlandとThase，1999）。ただし，これらの研究は，適切な対照群を設けたものではなく，それゆえ研究結果の解釈は，非常に慎重になされるべきであるという点を指摘しておかなければならない。あるTCAから別のTCAへの切り替えに関しては，あまり研究がされておらず，現在までの結果もあまり見込みがないものであった（反応率は9〜27%）（Nelson，1998）。

戦略4：2種類の異なるクラスの抗うつ薬の併用

進行中の抗うつ薬治療に別の抗うつ薬を加えることにより，いずれの薬剤を単剤で用いた場合とも異なる反応を引き起こす可能性がある。抗うつ薬の合理的な併用は，相補的な作用機序を利用して，相乗効果による利点をもたらす。このような併用治療を支持する理由としては，初めの単剤治療で得られていた部分的な反応を失わずにすむことが含まれる。この戦略の不利な点は，薬剤間相互作用のリスクの高まり，副作用の増加，薬剤コストの増大などである。

臨床現場においてしばしば適用されてはいるものの，この戦略の有用性と有効性を支持する比較試験によるデータはほとんど存在しない（DeBattistaら，2003）。SSRIへのTCAの追加またはその逆，さらには異なる抗うつ薬の組み合わせが他にも多く，手を替え品を変え試されて，さまざまな成功を収めてきた（Nelson，1998）。よりいっそう新しい抗うつ薬が入手できるようになった昨今では，この組み合わせが用いられる頻度は減少している。さらに，TCAにSSRIを追加することにより，CYP2D6の相互作用を通じて，三環系抗うつ薬の血中濃度の上昇と代謝の遅延が引き起こされるかもしれない。再取り込み阻害薬（例：SSRI）とシナプス前自己受容体阻害薬との併用については，少なくとも9つのランダム化二重盲検比較試験が，いずれか1つの抗うつ薬の単独治療よりも有効であることを示しており（例：Ferreriら，2001），この戦略を支持しなかった研究は1つしかない（LichtとQuitzau，2002）。ミルタザピン〈リフレックス，レメロン〉によるさまざまなSSRIの作用増強は，オープンラベル試験で効果が示された（Carpenterら，1999）。また，不可逆的MAO阻害薬のisocarboxazidとミアンセリン〈テトラミド〉の併用は，安全性が示された（RiiseとHolm，1984）。

SSRIやセロトニン系に作用する他の抗うつ薬（例：クロミプラミン〈アナフラニール〉，venlafaxine）と不可逆的MAO阻害薬との併用は，致死的な相互作用（セロトニ

ン症候群）を引き起こす可能性があるために，避けるべきである。同様に，SSRIとL-トリプトファンの併用も避けるべきである。Doddら（2005）による，併用に関する系統的レビューを参照されたい。

STAR*D試験では，SSRIのcitalopramによる単独治療への反応が不十分であった患者群に対して，第二世代抗うつ薬のbupropion，または抗不安薬のbuspironeを併用したところ，寛解率はいずれの群でも約30％となった（Trivediら，2006；うつ病と診断された精神科外来患者に対して行われた，多施設，前向き，逐次ランダム化試験のデザインに関しては，Rushら，2004を参照）。

Venlafaxineとミルタザピンの併用は，エスシタロプラム〈レクサプロ〉の単独治療よりも，副作用のリスクを高める結果となった（Rushら，2011）。

WFSBPの推奨
SSRIとシナプス前自己受容体阻害薬（例：ミルタザピン）の併用は，単独治療に失敗した場合には，エビデンスに基づいた選択肢となる。Venlafaxineとミルタザピンの併用では，副作用が増強されるかもしれない。
CE「A」, RG「2」

戦略5：抗うつ薬への増強療法

このタイプの増強療法は，無反応または部分的な反応しか示さなかったさいに，治療増強を目標として，治療薬に抗うつ薬以外の別の薬剤を加えることによって行う。増強戦略の第1の利点は，ある抗うつ薬から別の抗うつ薬への移行期間を排除して，部分的な反応を活用することにある。したがって，それらが機能すれば，増強戦略は急速に効果的となりうる。第2に，増強療法は，いくらかでも反応が得られていて，その改善を失うリスクを冒すことに気が進まない患者にとっては，有益である。

(1) リチウム

リチウム〈リーマス〉（適応外使用）は，TCA（Joffら，1993；Katonaら，1995）やSSRI（Katonaら，1995；Baumannら，1996；ZullinoとBaumann，2001）などの幅広い範囲の抗うつ薬の治療効果を増強することが知られている。10の前向き研究を含んだメタ解析は，リチウムが，単極性大うつ病の増強治療においてプラセボよりも優れていることを示す確固としたエビデンスを提供していて，平均反応率は，リチウム群で41.2％，プラセボ群で14.4％であった（CrossleyとBauer，2007）。

WFSBP の推奨
進行中の抗うつ薬治療にリチウムを追加することは，単独治療に失敗したさいには推奨される。
CE「A」, RG「2」
患者の反応を評価するためには，リチウム増強を2～4週間は行うべきである。推奨されるリチウム血中濃度の目標値は，0.6～0.8mmol/Lである[1]。反応がみられた場合には，リチウム増強は少なくとも12ヵ月間は続けられるべきである[2,3]。
CE「A」, RG「2」

1) Bschor ら（2003），2) Bauer ら（2000），3) Bschor ら（2002）

(2) 甲状腺ホルモン

治療抵抗性うつ病に対する甲状腺ホルモンの効果を評価した研究は，甲状腺ホルモンの中でも T3〈チロナミン〉（適応外使用）による増強が主である。多数の症例集積報告と少なくとも13の前向き試験（9つのオープン試験と4つの二重盲検比較試験）が，T3の使用を評価した。大部分の試験が，三環系抗うつ薬（TCA）への無反応者の反応を増強するために，25～37.5μg/日の T3を使用した（Joffe ら，1993；Altshuler ら，2001；Bauer と Whybrow，2001）。しかし，二重盲検比較試験のすべてが T3を支持する結果を示しているわけではなかった。その後のメタ解析では，T3による増強を支持する首尾一貫した結果は見出せなかった（Aronson ら，1996）。また，L-サイロキシン（T4）〈チラーヂン S〉（適応外使用）については，少数のオープン試験が，生理学的な用量をはるかに超える用量の T4を服用している治療抵抗性うつ病患者の約50％が反応したと報告している（Bauer ら，1998, 2002a）。T4の生理学的投与量に関しては，Lojko と Rybakowski（2007）を参照されたい。

STAR*D 研究の中で，T3またはリチウムのランダム化増強療法が（citalopram の単独治療，および T3とリチウムを含まない薬剤への1回目の切り替えまたは増強療法のいずれにも十分反応しないか不耐性であった患者群を対象に）研究された箇所では，有効性に有意差は認めなかったものの，望まれない効果は（また，それゆえに脱落率も）T3において有意に少なかった（Nierenberg ら，2006）。

WFSBP の推奨
● 甲状腺ホルモンを用いた抗うつ薬の増強療法は，単独治療に失敗した場合には適切であるといえるであろう。 ● 甲状腺ホルモンは，望ましくない副作用の可能性があるため，注意深く投与されるべきである。

CE「B」，RG「3」

MDD 患者（他の治療に対して不十分な反応を見せた既往のない患者）で，最初の抗うつ薬の効果を高めるために，SSRI に T3 を組み合わせることに関しては，いくらかのエビデンスがある（Cooper-Kazaz ら，2007）。ただし，これは実証される必要がある。

(3) 非定型抗精神病薬

別の戦略として，抗うつ薬に非定型抗精神病薬を併用する方法もある。以前は精神病性のうつ病にしか用いられなかった戦略である。

現在までに，アリピプラゾール〈エビリファイ〉，オランザピン〈ジプレキサ〉（適応外使用），クエチアピン〈セロクエル〉（適応外使用），リスペリドン〈リスパダール〉（適応外使用）を用いた増強療法に関して，多くの二重盲検比較試験が行われている。アリピプラゾール，オランザピン，クエチアピン，リスペリドンを用いた増強をレビューしたコクランレビューとメタ解析（Komossa ら，2010）によれば，アリピプラゾールによる増強は，抗うつ薬単独と比較して，有意に有益であると判明したが，望ましくない影響（体重増加，EPS）もより多かった（含まれる研究：Berman ら，2007, 2009；Marcus ら，2008）。オランザピンを用いた増強の結果はより曖昧で，体重増加やプロラクチンの増加などといった副作用をより多く認めた（含まれる研究：Shelton ら，2001, 2005；Andersen ら，2005；Corya ら，2006；Berman ら，2007；Doree ら，2007；Mahmoud ら，2007；McIntyre ら，2007；Thase ら，2007；Garakani ら，2008；Keitner ら，2009；Nelson と Papakostas，2009）。クエチアピンによる増強は，抗うつ薬の単独治療と比較して有意により有効であったが，このメタ解析では，より多くの体重増加と鎮静を認めた（含まれる研究：McIntyre ら，2007；Bauer ら，2009b；El-Khalili ら，2010）。リスペリドンによる増強は，抗うつ薬単独と比較して有意に有効であったが，継続期治療では有益性が持続しなかった。さらに，体重増加と治療前値からのプロラクチン値の変化をより多く認めた（含まれる研究：Rapaport ら，2006；Mahmoud ら，2007；Reeves ら，2008；Keitner ら，2009）。

先に記した3つの二重盲検RCTのうちの2つ（Bauerら，2009b；El-Khaliliら，2010）を集積した分析によれば，クエチアピンによる増強の有効性を支持するエビデンスが得られた（Bauerら，2010）。低用量のアリピプラゾール（2mg/日）による増強について最近行われた二重盲検RCTでは，良好な忍容性を見出したが，効果の面ではごくわずか（および有意ではないもの）であった（反応率では5.6％の差，MADRS得点では1.5点の差）（Favaら，2012）。

WFSBPの推奨

クエチアピンまたはアリピプラゾールを用いた抗うつ薬の増強は，リチウムによる増強に替わる選択肢であるといえ，単独療法に失敗した場合には推奨される。副作用として考えられるものは，鎮静（クエチアピン），体重増加（クエチアピン，またより軽いもののアリピプラゾールでもみられる），アカシジア（アリピプラゾール）である。

CE「A」，RG「2」

処方情報によると，すでに抗うつ薬を服用している患者への増強療法としてのアリピプラゾールの推奨初回投与量は，2～5mg/日である。投与量調整は，多くても5mg/日以内とし，徐々に，反応の度合いに応じて，1週間以上の間隔をあけながら，最大で15mg/日となるまで行われるべきである。

処方情報によると，クエチアピンの徐放薬は50mgから開始し，1日1回，夜に服用するべきである。3日目には，150mg（夜1回）へ増量してもよい。用量は，反応に応じて，300mg/日まで漸増してもよい。300mg/日を超える用量については，この適応では研究されていない。

(4) 他の薬剤増強戦略

SSRIとピンドロール〈カルビスケン〉〔セロトニン（5-HT）1A/βアドレナリン受容体拮抗薬〕（適応外使用）の併用では，未治療患者の抗うつ作用の発現が明らかに早まった（Artigasら，1996；Portellaら，2011）。また，この戦略については，治療抵抗性うつ病患者に対する増強療法としても小規模ながら研究が行われたが，結果は一貫しないものとなった（Maesら，1996；Perezら，1998）。最近行われたレビューでは，この戦略に関しては，発現を早める効果があるものの，反応が不十分な患者の転帰を改善することを示唆する良質なエビデンスはないと述べられている（ConnollyとThase，2011）。

```
┌─────────────────────────────────────────────────────────┐
│ 初期治療では，RG 1〜5 の抗うつ薬を選択する。そのさいに考慮する因子は，│
│ 患者の治療歴，うつ病エピソードの症状と重症度，患者の好み，長期治療に │
│ おける有効性に関するエビデンス，合併する精神的および身体的疾病，安全性と│
│ 忍容性のプロフィール，投薬方法の可能性などである                │
└─────────────────────────────────────────────────────────┘
```

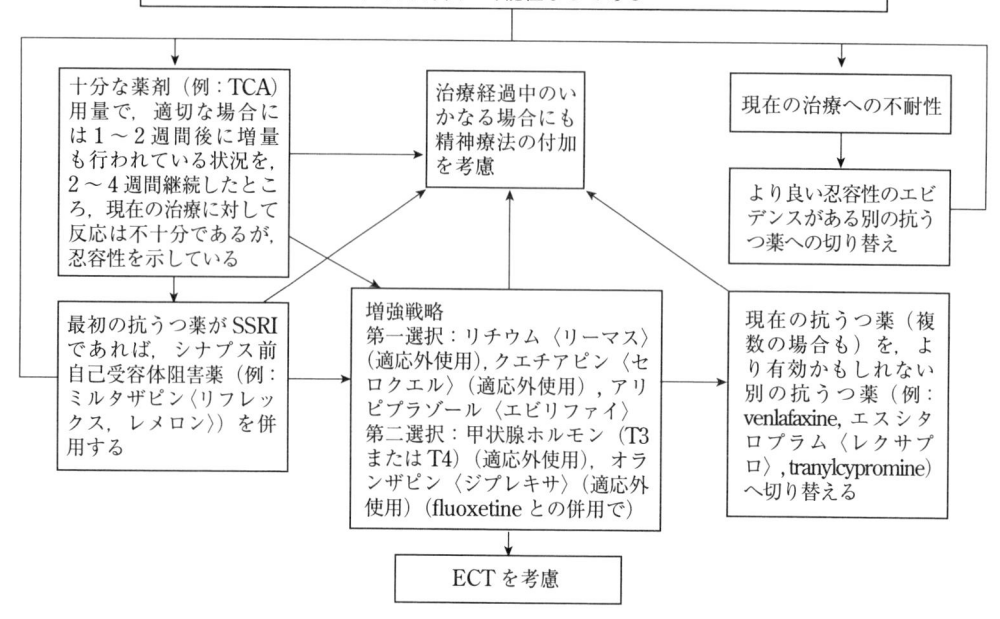

┌──────────────┐   ┌──────────┐   ┌──────────────┐
│十分な薬剤（例：TCA）│   │治療経過中のい│   │現在の治療への不耐性│
│用量で，適切な場合に│─────▶│かなる場合にも│◀─────│   │
│は１〜２週間後に増量│   │精神療法の付加│   └──────────────┘
│も行われている状況を，│   │を考慮   │   │
│２〜４週間継続したとこ│   └──────────┘   ┌──────────────┐
│ろ，現在の治療に対して│   ▲   │より良い忍容性のエビ│
│反応は不十分であるが，│   │   │デンスがある別の抗う│
│忍容性を示している │   │   │つ薬への切り替え   │
└──────────────┘   │   └──────────────┘
        │   │   │
        ▼   │   │
┌──────────────┐   ┌──────────────┐   ┌──────────────┐
│最初の抗うつ薬がSSRI│   │増強戦略   │   │現在の抗うつ薬（複 │
│であれば，シナプス前│   │第一選択：リチウム〈リーマス〉│   │数の場合も）を，より│
│自己受容体阻害薬（例：│   │（適応外使用），クエチアピン〈セ│   │有効かもしれない別│
│ミルタザピン〈リフレッ│─────▶│ロクエル〉（適応外使用），アリ │─────▶│の抗うつ薬（例：   │
│クス，レメロン〉）を併│   │ピプラゾール〈エビリファイ〉 │   │venlafaxine，エスシタ│
│用する   │   │第二選択：甲状腺ホルモン（T3│   │ロプラム〈レクサプ │
└──────────────┘   │またはT4）（適応外使用），オラ│   │ロ〉，tranylcypromine）│
                        │ンザピン〈ジプレキサ〉（適応外│   │へ切り替える   │
                        │使用）（fluoxetine との併用で）│   └──────────────┘
                        └──────────────┘
                                │
                                ▼
                        ┌──────────┐
                        │ECT を考慮 │
                        └──────────┘

図3 大うつ病性障害における抗うつ薬を用いた初期治療へ部分反応および無反応であった患者のための治療オプション

　Buspirone は，5-HT1A 受容体の部分作動薬である。先にも記したように，STAR*D 研究では，SSRI の citalopram 単独治療に十分に反応しなかった患者で，citalopram に bupropion または buspirone が追加された。寛解率は，いずれの群でも約30％であった（Trivedi ら，2006）。また，少なくとも１つ以上の治療後の値がある患者（Trivedi らの研究とは対照的に，治療前の値しか必要としなかった）からなる intention-to-treat（ITT）標本を同定した二次分析によれば，buspirone の効果は，bupropion と比較して，統計学的にはより低く，うつ病評価尺度の上では１〜２点程度の差しかなかった（Bech ら，2012）。

　先にも記したように，最近行われたナラティブレビューの中で，Connolly と Thase（2011）は，ピンドロールと buspirone による増強を推奨していない（Landen ら，1998；Appelberg ら，2001）。

　図3に，抗うつ薬による初期治療に対して，部分反応および無反応であった患者に対する治療の選択肢を，フローチャートで示した。

ハーブ治療

　従来の抗うつ薬の服用を希望しない患者にとって，ハーブ治療は，代替療法となりうる。多くの比較試験によるエビデンスから，軽症から中等症のうつ病性障害の短期治療においては，セイヨウ・オトギリソウ（Hypericum perforatum，一般にセントジョーンズ・ワートと呼ばれる）のエキスがプラセボよりも効果的であることが示唆されている（Cochrane Review：Linde ら，2005, 改訂2008；Linde ら，2008）。三環系抗うつ薬およびSSRIとの比較では，治療反応に有意差はないようである（Linde ら，2005, 改訂2008；Linde ら，2008）。しかし，プラセボ対照多施設共同試験によれば，中等症から重症の大うつ病患者に対しては，プラセボ治療と比較して，セイヨウ・オトギリソウの有益性が認められなかった（Shelton ら，2001a）。それゆえ，利用可能なデータに基づくと，セイヨウ・オトギリソウは，重症のうつ病の治療には推奨されない（Werneke ら，2004）。

　セイヨウ・オトギリソウ（セントジョーンズ・ワート）の標準服用量は，600〜900mg/日である。有害な副作用は，セイヨウ・オトギリソウにおいては，三環系抗うつ薬と比較して，より起こりにくいようである（Kim ら，1999）。このハーブによる中〜長期治療の有効性や副作用に関する情報は，現時点ではほとんど入手不能である（AHCPR, 1999；Linde と Mulrow, 2001）。医療関係者は，セイヨウ・オトギリソウが多くの処方薬と相互作用を起こすかもしれないというエビデンスがある（例：TCAや，HIV感染症の治療薬として用いられる抗レトロウイルス薬の血中濃度を減少させうる：Izzo, 2004）点を，意識しておくべきである。また，ハーブ治療には，純度と力価のばらつきに関する懸念もある。

WFSBPの推奨
軽症のうつ病で「代替医療」を好む患者では，セイヨウ・オトギリソウ（セントジョーンズ・ワート）も選択肢となりうる——ただし，考えられる副作用と相互作用について徹底した教育を行う必要があり，薬剤の潜在的な相互作用をモニタリングし続けなければならない。
CE「B」，RG「3」

電気けいれん療法

　電気けいれん療法（ECT）は，脳において治療的なてんかん発作を誘発するために

行う，電気刺激である。大うつ病性障害の治療におけるECTの有効性は，かなりよく確立されている（NoblerとSackeim，2000；Fink，2001）。一連のランダム化比較試験は，ECTが，プラセボ，ECTの仮想シミュレーション，抗うつ薬療法のいずれよりも有効であることを示している。ECTは，典型的には，2〜4週間後に最大の反応に達し，60〜80％が寛解する。基盤となるエビデンスに含まれるのは，少なくとも2つの臨床試験，二次的なデータ解析を含めた3つのレビュー（UK ECT Group，2003；Husainら，2004；Pagninら，2004；Prudicら，2004；Greenhalghら，2005），精神病性の特徴を伴うものに対する1つの臨床試験（Petridesら，2001），非定型の特徴を伴うものに対する1つの臨床試験（Husainら，2008），メランコリー型の特徴を伴うものに対する1つの臨床試験（Finkら，2007）である。症状が薬物療法に十分に反応しなかった患者に対しては，ECTはいまだに最も有効な治療形態である（Prudicら，1996；Dombrovskiら，2005；Rasmussenら，2007）。

WFSBPの推奨

第一選択治療としての電気けいれん療法（ECT）の適応には以下が含まれる——精神病性の特徴を伴う重症の大うつ病，精神運動遅滞を伴う重症の大うつ病，「真の（true）」治療抵抗性大うつ病，拒食患者，または特殊な状況下においてうつ病の急速な改善を必要としたり（例：重度の自殺の可能性），薬物が禁忌（例：妊娠中）であったりする場合。また，第一選択治療としてのECTは，ECTに対して以前に明らかな反応を示した患者，特殊な理由のためにECTを希望する患者においても適応となりうる。

CE「C」, RG「4」

この適応を支持するデータは今のところほとんど存在しないものの，ECTは，急性期の反応を改善させるために，抗うつ薬と併用されることがますます増加している（APA，2000）。ECTの不利な点の1つは，引き続き治療をしなければ，効果は数ヵ月しか続かないということである。継続治療を行わない場合の再発率は，50〜95％と見積もられており（BourgonとKellner，2000），ほとんどの再発が最初の6ヵ月間に起こる。ECT施行後の比較試験において，パロキセチン〈パキシル〉は，イミプラミン〈トフラニール〉やプラセボよりも，再発予防において優れていることが示された（Lauritzenら，1996）。Sackeimら（2001）による，よく統制された研究は，有効なECTの後の早期の再発を予防することに関して，ノルトリプチリン〈ノリトレン〉はプラセボと比較してより有効で，ノルトリプチリンとリチウム〈リーマス〉（適応外

使用）の併用はノルトリプチリン単独よりも有効であることを示した。ECT施行前の薬剤抵抗性やうつ病の重症度もまた，再発を予測してきた。それゆえ，ECT施行前に効果がなかった薬剤は，ECT施行後の再発予防のためにも推奨できない（Bourgonと Kellner，2000；NoblerとSackeim，2000）。

その他のECTの欠点として，けいれん発作後の一過性の錯乱状態と，ほとんどの症例では短期間で解決するものの，前向きと後ろ向きの記憶障害がある（Noblerと Sackeim，2000）。一般に，ECTは安全な手法であり，頭蓋内圧の上昇を除けば，ECTの絶対的禁忌はない。

WFSBPの推奨
治療実施の前に，患者の完全な医学的評価が，麻酔科医との協力により行われなければならない。頭蓋内圧亢進または脳血管脆弱性のある患者，心血管疾患（例：最近の心筋梗塞，心筋虚血，うっ血性心不全，不整脈，ペースメーカー装着）患者，腹部動脈瘤のある患者，重度の骨粗鬆症の患者では，注意を要する[1]。ECTは，この治療介入の経験がある精神科医によってのみ行われうる。
臨床上のコンセンサス

1) APA（2000）

ECTは，一般に忍容性が高いが，約0.4％に有害事象が発生すると見積もられる（Kennedyら，2001）。最も頻度が高い副作用は，客観的な認知障害（典型的にはECT後の数週間をかけて軽快する一時的な逆行性健忘）と（自叙伝的な）記憶の主観的な障害である。また，ECTは，心拍，血圧，頭蓋内圧の一時的な上昇を生じることもありうる。稀にみる副作用として，頭痛，筋肉痛，眠気がある（Datto，2000；Noblerと Sackeim，2000）。ECTが，器質性脳障害の原因となるという確たるエビデンスはないことは，広範なレビューによって結論づけられた（Devanandら，1995）。

ECTは，典型的には入院患者に対して施行されるが，継続期治療と維持期治療〔本ガイドラインの第Ⅱ部（本邦未刊行）を参照〕における使用頻度が増加しているため，外来（通院）患者に対して施行される場合も多くなっている。国によって異なるが，治療は，通常は一日おき，または3回/週あるいは2回/週の頻度で施行される。頻繁に施行しなければ，認知障害はより少なくなるが，治療効果も現れにくい。片側ECTは，両側ECTよりも記憶障害は少ないが，治療効果は一部の患者において少ない可能性がある（Sackeimら，1993；Sackeimら，2000）。片側の電極配置では，両側に配置した場合と同じ有効性を得るために，けいれん閾値（適切な全般性発作を起こすため

に必要な最低電流量として定義される）までに6倍の電流を必要とする（Sackeimら，1987, 2000）。理想的には，治療過程の全体を通じてうつ病の寛解を目標とすべきであり，典型的には1クールあたり6〜12回の治療を施行する。1クールあたり20回を超える施行は，稀である。

精神療法

精神療法に関する研究を今日まで妨げてきたのは，プラセボ精神療法が存在しないという事実である。なぜならば，例えば精神療法の中で交わされる人間同士の相互作用はすべて，実臨床におけるプラセボ効果と同様に，特定の意味をもつ心理社会的文脈に否応なく埋め込まれており，それに関わる個人（患者，精神療法家）の中にはっきりとした期待を抱かせる——それゆえ，定義上は不活性ではありえない——からである。さらに，精神療法的アプローチを盲検化することは，精神薬理学的治療アプローチの場合とは異なり，不可能であった。結果として，精神薬理学的介入との比較が方法論的に可能な方法（二重盲検プラセボ対照比較試験）により，精神療法の有効性を証明することは不可能であった（Hegerlら，2012）。

上記を踏まえたうえで，また本ガイドラインの主題ではないが，精神療法はうつ病患者のマネジメントで重要な役割を果たす。精神療法には，うつ病患者が，うつ病の症状を克服するために役立つ技術を，その分野の専門家と一緒に学ぶプロセスが含まれる。

簡易な，構造化された精神療法は，大うつ病の急性期治療において（Frankら，2000）も，継続治療における再発予防のさい（Jarrettら，2001）にも，有効であると示されてきた。これらの治療法は，期間限定（6〜20セッション）で，過去の問題よりも，むしろ現在の問題に重点をおく傾向がある。それらは，うつ病に関する患者教育に重点をおき，患者と治療者の活発な協力を喚起する。

うつ病に対して有効なものとして，最もよく研究されている精神療法は，以下の通りである：認知行動療法（CBT）（Rushら，1977；Beckら，1979；Dobson，1989；Hollonら，1992；Gaffanら，1995；BlackburnとMoore，1997；Gloaguenら，1998；DeRubeisら，1999；Petersenら，2004），行動療法（Rehm，1979；Bellackら，1983；LewinsohnとClarke，1984；Nezu，1986；AHCPR，1993；JarrettとRush，1994），対人関係療法（IPT）（Klermanら，1984；Elkinら，1989；Schulbergら，1996；Markowitz，2003），認知行動分析型精神療法（CBASP）（McCullough，2000；McCullough，2003）。しかし，認知療法について最近行われたメタ解析（Jakobsenら，2012）は，うつ病の重症度を軽減する効果はバイアスと偶然による影響

のために過大に見積もられているかもしれず，寛解，自殺の可能性，有害事象，生活の質(QOL)に関連した全般的な有益性に関しては不確定なままであると結論づけている。

ここに記した精神療法の多くが，高齢のうつ病患者に対しても有効であるようである（HautzingerとWelz，2004；Hollonら，2005による系統的レビュー）。

他のタイプの精神療法（例：力動的精神療法）の有効性に関しては，実証可能なエビデンスはほとんどない。そのこと自体は，この治療法の有効性を否定するものではないが，現時点のエビデンスに基づいて推奨することはできない。

問題解決療法（PST）は，プライマリーケアにおけるうつ病性障害の治療において，プラセボと比較して効果的であると，1つの研究により示された（Mynors-Wallisら，1995）が，引き続く2つ目の研究（Mynors-Wallisら，2000）では効果が示されなかった。高齢者のうつ病症状を軽減するためには，PSTも有効な治療選択肢であるといえる（Alexopoulosら，2003）。PSTは，訓練さえ受ければ，専門家でなくともできるので，定型的な精神療法に代わる経済的な選択肢となりうる。

薬物療法と精神療法の併用が検討されるのは，a）治療開始時，b）うつ病患者が抗うつ薬に反応しないか，部分的にしか反応しない場合，c）うつ病患者が最初の精神療法の単独治療に反応しない場合である（Paykelら，1999；Frankら，2000；Scott，2000；RushとKupfer，2001）。薬物療法と精神療法の併用における潜在的な利点は，治療反応の改善，再発率の減少，QOLの強化，薬物療法へのアドヒアランスの高まりなどである（Segalら，2001）。臨床現場では普及しているにもかかわらず，この併用治療を支持するエビデンスは一貫していない（de Jongheら，2001, 2004；Burnandら，2002；JindalとThase，2003；慢性のうつ病での有効性については，Kellerら，2000も参照）。

WFSBPの推奨
精神療法は，軽症のうつ病患者のための初期治療として考慮すべきである。さらに，中等症から重症のうつ病患者，抗うつ薬に部分的にしか反応しない患者，抗うつ薬のアドヒアランスに問題がある患者に対しては，精神療法を抗うつ薬と併用することが推奨される[1]。最初に抗うつ薬または精神療法のいずれの治療を行うかを決定するさいには，抗うつ薬または精神療法に対する患者の好みと，精神療法の利用可能性が考慮されるべきである。
CE「B」，RG「3」

1) RushとThase（1999）

光療法

　季節性感情障害（SAD）は，季節パターンにあわせて起こる，反復性大うつ病の一亜型である（Rosenthalら，1984；APA，1994）。一般人口の約5〜10％にみられると見積もられており，女性に多い（Kasperら，1989；Rosenら，1990）。SADで最も頻度の高いタイプは「冬期季節型」うつ病で，患者は秋から冬にかけて臨床的に問題となるうつ病の症状を経験し，春から夏にかけては完全に寛解する。

　光療法に望ましい装置は，2,500ルクスを超える強度の光（紫外線を除去した白色，蛍光性の光）を生じる光治療器である。光療法の初回「用量」は，10,000ルクスを1日あたり30〜40分間，朝の時間帯に毎日，2〜4週間を要する。または，2,500ルクスの光治療器の場合には，1日2時間を要する（LamとLevitt，1999）。正確な位置決め（光治療器に十分に近づいて，すなわち50〜80cm以上離れることなく，目を開いた状態で着席すること）が，重要である。患者は，通常，1週間以内に改善を認めるが，完全な反応を認めるまでには，最大で4週間かかることもある。光治療器が利用できない場合には，SAD患者に対しては，朝の戸外を1時間散歩することを，毎日，2週間以上にわたって続ける「自然光療法」が推奨されてもよいであろう（Wirz-Justiceら，1996；Levittら，2002）。

　光療法に対する絶対的禁忌はなく，眼球または網膜障害に関連するというエビデンスもない。しかし，眼球に危険因子をもつ患者は，治療前に眼科医に相談すべきである。臨床試験において患者から報告された光療法の一般的な副作用は，疲れ目または視覚の障害，頭痛，激越，嘔気，鎮静，非常に稀ではあるが軽躁病または躁病である。これらの副作用は，一般に軽症かつ一時的で，時間とともに，または光量の減少により消失する（LamとLevitt，1999）。

　NICEガイドラインは，光療法の有効性に関する多くの研究をレビューし，それらが方法論的にかなり多様であったと述べている。光の強さと照射時間，日照時間，光の投与方法，比較条件は，研究ごとに異なっていた。ガイドラインは，高照度光は対照群と比較して明らかに有効であるが，これがプラセボ効果以上のものか否かははっきりとしないと結論づけている。高照度光を，有効か否かが未知の他の治療と比較した研究は，結果があいまいである。詳細については，NICEガイドラインを参照のこと（NICE，2009）。

　光療法と抗うつ薬との併用は，治療の有効性を強化しうる。しかし，フェノチアジン系抗精神病薬（例：クロルプロマジン〈ウィンタミン，コントミン〉），三環系抗うつ薬，セイヨウ・オトギリソウなどの光過敏性作用の可能性はよく考慮すべきであり，両

方の治療を受けている患者には，適切な予防措置をとるように助言されるべきである。

　非季節性うつ病に対する光療法の有効性を評価している研究のメタ解析では，対照群の治療と比較して，全般的な統計学上の有意差を認めなかった。しかし，質の高い研究と，朝に治療を行った研究のみを抽出した場合には，高照度光療法が優れていることが証明されている（Cochrane Review：Tuunainen ら，2004）。最近行われた9週間の研究では，患者らは，デュロキセチン〈サインバルタ〉を併用したうえで，断眠療法と高照度光療法と睡眠時間の安定化とを組み合わせた群，または運動療法（エクササイズ・トレーニング）を行う群のいずれかに，ランダムに振り分けられた。その結果，時間治療群のほうが，運動療法を受けた患者群よりも，抗うつ薬への反応が増強および維持され，寛解も示した（Martinyら，2012）。

WFSBPの推奨
導入が可能で，手順へのアドヒアランスが確実である場合には，光療法は季節性感情障害（SAD）の治療の選択肢となる。
CE「B」，RG「3」

付加的治療

　相補的な効果を期待した介入は，付加的治療とよばれる（Thaseら，1998）。薬理学的のみならず非薬理学的な付加的治療が，大うつ病の治療に対して提案されてきた（Marangell，2000）。以下に，抗不安薬，断眠，運動療法（エクササイズ・トレーニング）についてのレビューを記す。これらの治療の多くは，不安や不眠を軽減して，完全回復に達するのに役立つ可能性がある。

抗不安薬

　多くの専門家が，ベンゾジアゼピンは一般に気分の状態をはっきりとは改善しないと信じている。それにもかかわらず，近年のレビュー報告によれば，抗うつ薬と抗不安薬の併用率は，大多数の国でうつ病患者の30〜60％にも上った（Furukawaら，2001；Valensteinら，2004）。この広い普及の理由は，大うつ病患者では不安が高率に併存すること（33〜85％と報告されている）を考慮するならば，おそらくは多くの患者において，不安，激越，不眠を早期に軽減するためであろう。系統的レビューでFurukawaら（2001）は，抗うつ薬と抗不安薬を併用した患者群は，抗うつ薬単独の治療を受けた患者群よりも，1〜4週間の時点で治療に反応する見込みが高いことを示した（ただ

し，6〜8週間の時点では，その差はもはや有意ではなかった）。抗不安薬を追加することによる有益性は，依存のリスクや事故率の頻度と比較して検討されなければならない。

WFSBP の推奨

個々の患者においては，ベンゾジアゼピンの付加的治療の有益性は，起こりうる不利益〔鎮静，精神運動障害，認知障害，その他の中枢神経系の抑制，依存の形成，退薬（離脱）症候群など〕と，慎重に比較検討されなければならない。一般に，ベンゾジアゼピンは，現在または既往歴として，アルコールまたは薬物乱用／依存のある患者には投与すべきではない。また，うつ病患者に対するベンゾジアゼピンの投与継続期間は，典型的には，最大でも抗うつ薬の有効性が示されるまでの約 4〜6 週間に制限されることが推奨される。

臨床上のコンセンサス

断眠

　完全または部分的な断眠（SD）は，ケタミン〈ケタラール〉（適応外使用）を除けば，1 日で明らかな効果を生じる抗うつ介入としてはおそらく唯一のものであり，約60％の患者においてうつ病の一時的な改善をもたらす（Kuhs と Tolle，1991；Wirz-Justice と Van den Hoofdakker，1999；Giedke ら，2003）。SD（完全 SD の場合が多い）は，未治療のうつ病患者の治療に単独で用いられることもあるが，薬物への反応促進を目的として，抗うつ薬と並行して開始することもある。また，抗うつ薬による治療の進行中に増強戦略として付加される場合もある（Van den Hoofdakker，1994；Kuhs ら，1996）。SD への反応は，気分の日内，日間の変動が明らかな患者で，最も著明に現れる（Wirz-Justice と Van den Hoofdakker，1999）。SD は，急激に作用して非侵襲性，安価，そして大多数の患者において忍容性も高いため，大うつ病にとって魅力的な付加的治療である。しかし，良好に反応した患者であっても，その大部分は，その後の一晩の睡眠で再発する（Wu と Bunney，1990；Giedke と Schwarzler，2002）。通常，抗うつ効果は，完全断眠を繰り返すことによって（Wiegand ら，2001），または SD をその後の睡眠相の前進と組み合わせることによって（Riemann ら，1999），再び得ることができる。高照度光療法は，部分的な断眠の抗うつ効果を安定化することが示されている（Neumeister ら，1996）。抗うつ効果を持続させるその他の戦略としては，SD をリチウム〈リーマス〉，ピンドロール〈カルビスケン〉，甲状腺ホルモン（いずれも適応外使用）と組み合わせることなどがある（Wirz-Justice と Van den Hoofdakker，1999）。

前述のように，最近行われた9週間の研究では，患者らは，デュロキセチン〈サインバルタ〉を併用したうえで，断眠療法と高照度光療法と睡眠時間の安定化とを組み合わせた群，または運動療法（エクササイズ・トレーニング）を行う群のいずれかに，ランダムに振り分けられた。その結果，時間治療群のほうが，運動療法を受けた患者群よりも，抗うつ薬への反応が増強および維持され，寛解も示した（Martinyら，2012）。

WFSBPの推奨

SD（完全SDの場合が多い）は，未治療のうつ病患者の治療に単独で用いられることもあるが，薬物への反応促進を目的として，抗うつ薬と並行して開始することもある。また，抗うつ薬による治療の進行中に増強戦略として付加される場合もある。

CE「C1」, RG「4」

運動療法（エクササイズ・トレーニング）

健康成人における研究から，身体的な活動が気分に良い影響を及ぼしうることが示されている。毎日のエアロビクス運動プログラムを付加的に行うことの短期効果に関するオープン試験は，大うつ病患者の比較的急速な（14日以内の）気分の改善を示唆した（Dimeoら，2001）。この治療オプションに関する批判的レビューは，運動の作用の潜在的なメカニズムについて考察している（Brosseら，2002）。先に行われたメタ解析では，良質の研究が欠如していたために，この治療戦略の有効性について分析できなかった（LawlorとHopker，2001）。そのレビュー以降に発表されたプラセボRCTでは，活発なウォーキングに有意な抗うつ効果があることが，38例のうつ病患者で示された（Knubbenら，2007）。新しく行われたコクラン・メタ解析における著者らの結論は，「うつ病と診断された患者群において，運動は，無治療または統制介入の患者群と比較して，うつ病の症状を改善するようであるが，方法論的にしっかりとした試験においては，運動の恩恵とされる効果ははるかに小さいため，これらの結果を解釈するさいにはいくらかの注意が必要である」というものであった（Meadら，2008）。

WFSBPの推奨

運動療法は，軽症から中等症のうつ病患者に対しては，薬物療法への付加として行われてもよいであろう。

CE「B」, RG「3」

他の治療オプション

経頭蓋磁気刺激（TMS）

　経頭蓋磁気刺激（TMS）は，短時間の強磁場を用いた磁気誘導によって大脳皮質の神経を非侵襲的に刺激することで機能する（Pascal-Leoneら，1996；Georgeら，1999；McNamaraら，2001）。反復的経頭蓋磁気刺激（rTMS）の有効性を評価した複数の研究は，刺激を与える頻度と位置がさまざまで，結果は一貫しない。最近行われたメタ解析では，シャム治療（擬似療法，薬物治療におけるプラセボ治療にあたる）と比較したさいに，2週間の治療の直後に若干の有益性が示された（Martinら，2003）。

　rTMSに関連して起こる可能性のある副作用と脳機能の長期的変化に関しては，ほとんど研究されていない。維持治療としてのrTMSに関するオープンラベル報告では，長期的な安全性が示唆されている（CANMAT，2009）。稀なケースとして，てんかん発作の誘発について記されている（Looら，2008）。

　増加しつつあるエビデンスによれば，rTMSを抗うつ薬治療に併用すると，シャム治療との比較において反応が早まることが示唆されるが，初期のこの効果は必ずしも持続するとは限らない。rTMSによる単独治療の反応は，オープンラベルでミルタザピン〈リフレックス，レメロン〉を追加したさいにも高まった。併用治療に関するエビデンスは，以下の研究に基づく——Bretlauら（2008），Rossiniら（2005a, 2005b），Rumiら（2005），Pouletら（2004），Schuleら（2003）。

WFSBPの推奨
標準的な臨床環境で行うものとしてTMSを推奨するには，現時点では，臨床上の有効性について十分なエビデンスが得られていない。さらなる研究が必要である。
CE「D」, RG「5」

迷走神経刺激（VNS）

　迷走神経刺激（VNS）は，迷走神経（脳神経X）を通じて，脳を間接的に刺激する。懐中時計ほどの大きさのペースメーカーを左側胸壁に皮下式に埋め込み，頸部の左迷走神経につながる二極式電極へ接続される。理論的には，迷走神経が活性化されると，情動と気分に影響を及ぼすことが知られている扁桃体とその他の大脳辺縁系にも上方向に投影されて，気分が改善される可能性があるというものである（Georgeら，2000）。シャム対照群との比較を行った臨床試験のデータは，10週間後では反応に本質的な差は認められなかったが，1年間を通じて観察すると，VNSを施行した群における反応

率が高かった。ただし，その12ヵ月間の高い反応率は，対照群をおいて比較されたものではなかった（Georgeら，2005；Rushら，2005）。エビデンスの基盤は，1つの系統的レビュー（Dabanら，2008），2つのRCT（Nahasら，2007；Nierenbergら，2008），1つの非RCT（Sperlingら，2009），3つの症例集積（Sackeimら，2007；Franziniら，2008；Schalepferら，2008）を含み，最大で1,855例の患者から構成される。

WFSBPの推奨
VNSは，薬物療法への反応が不十分であったうつ病患者においては，付加的治療となる可能性がある。
CE「D」，RG「5」

抗うつ薬を用いた初期治療に対して部分反応および無反応であった患者のための治療オプションのフローチャートについては，先に記した図3を参照されたい。

治療抵抗性うつ病（TRD）

初回の抗うつ薬治療に無反応な患者の約50％は，次に用いられる異なる治療薬にも反応しない。無反応な患者群では，抑うつが残存し，2種類以上の適切な治療法を用いた後でさえ，十分な症状の除去や満足した機能レベルの回復に至らない。

治療抵抗性に関しては，広く一般に受け入れられた定義はない。Ruheら（2012）は，系統的レビューの中で，以下の5つの段階モデルを批判的に考察した――抗うつ薬治療歴用紙（ATHF；Sackeimら，1990；Oquendoら，2003），ThaseとRushのモデル（TRM；ThaseとRush，1997），ヨーロッパ・ステージングモデル（ESM；Soueryら，1999），マサチューセッツ総合病院ステージングモデル（MGH-s；Fava，2003），モーズレイ・ステージングモデル（MSM；Fekaduら，2009b，表5）。MSMは，治療抵抗性うつ病（TRD）の実際のステージを，3～15までの幅をもつ1つの評価値へとまとめる。この尺度には，MDDエピソードの持続期間と重症度が組み込まれている。また，TRDのステージングを順序立った3つのカテゴリー――軽症（評価値3～6），中等症（評価値7～10），重症（評価値11～15）――として示すこともできる。このモデルは，予測変数が最も強力で，85.5％の症例において治療抵抗性を正確に予測できた（Fekaduら，2009b）。より高いMSM評価値は，引き続く観察期間中のうつ病エピソードの持続を予測することが見出された（Fekaduら，2009a）。それにも

表5　Maudsley によるステージングのパラメータと，提案される評価基準（MSM）

パラメータ／ディメンジョン	パラメータの詳細	評価値
持続期間	急性（12ヵ月以下）	1
	亜急性（13〜24ヵ月）	2
	慢性（24ヵ月を超える）	3
症状の重症度（治療前）	亜症候群的	1
	症候群的	
	・軽症	2
	・中等症	3
	・重症かつ非精神病性	4
	・重症かつ精神病性	5
治療の失敗（抗うつ薬）[1]	レベル1：1〜2の薬剤	1
	レベル2：3〜4の薬剤	2
	レベル3：5〜6の薬剤	3
	レベル4：7〜10の薬剤	4
	レベル5：10を超える薬剤	5
増強	用いられていない	0
	用いられた	1
電気けいれん療法	用いられていない	0
	用いられた	1
合計		3〜15

1）抗うつ薬試験は，適切な服用量で6週間以上にわたって投与された場合にのみ考慮される

かかわらず，Ruhe ら（2009, 2012）は，TRD ステージングモデルに関しては，「信頼性と予測の有用性がさらに調査され，疾病の特徴がさらに追加されなければならない」と主張する。規制当局による治療抵抗性の定義は，「少なくとも2つ以上の異なる抗うつ薬を，適切な用量で，適切な期間にわたって投与され，また治療へのアドヒアランスが十分に確認されている治療の後にも，臨床上，有意な改善を認めなかったうつ病」である（EMA, 2011）。

　初期治療への無反応者の多くが上述した治療戦略によって改善しうるが，一部の患者は，慢性化した疾患経過をたどる（Scott, 1988；Thase と Rush, 1995）。

　不十分な薬物療法と系統化されていない治療計画は，好ましくない治療結果に帰着しうることが示唆されてきた。臨床現場においては，抗うつ薬の不十分な投薬量と不適切な投薬期間の結果として，また不完全な反応症例においては利用しうる治療レパートリーを十分に行っていないことから，治療抵抗が頻繁に生じる（Nierenberg と Amsterdam, 1990；Guscott と Grof, 1991；Montgomery, 1991；Bauer と Helmchen, 2000）。いくつかの研究からは，「完全な」抵抗性といえるのは，治療抵抗性とよばれる患者のうちでも少数のみであり，大多数の「相対的な」抵抗性患者は，電気けいれん療法（ECT）などの徹底した治療アプローチを行うことにより，実質的に治療されうることが示されている。ECT への明確な反応の既往をもつ患者は，新しい

エピソードが治療を要するさいには，ただちに ECT を行う候補となりうる。

　繰り返される不適切な薬剤投与は，患者にとって有害であり，うつ病の転帰によくない結果をもたらす可能性がある。反復投与それ自体が，治療抵抗性うつ病と関連しているという若干のエビデンスが存在する（Amsterdam と Hornig-Rohan，1996）。データからは，抗うつ薬に反応する確率は，以前に失敗した薬物治療1回ごとに約15～20％ずつ低下すると示唆された（Amsterdam ら，1994）。前述のように，系統的治療アプローチ（アルゴリズム）開発の背景にある仮説は，治療戦略のばらつきを減らし，適切さを高めることが，患者の転帰の改善と難治化の回避につながるというものである（Amsterdam と Hornig-Rohan，1996；Gilbert ら，1998；Rush ら，1998；Rush，1999）。治療アルゴリズムは，抗うつ薬治療へのアドヒアランスを改善し，治療効果と費用対効果のうえでの至適治療を行うための重要な道具である。治療アルゴリズムの例に関しては，「治療アルゴリズム」の節（p.17）を参照されたい。

　治療抵抗性を示すその他の理由として考えられるものとしては，「隠れた双極性」も含まれる（Dudek ら，2010）。

● 大うつ病性障害の継続期治療

　継続治療の目的は，うつ病からの症状回復後の脆弱な期間における再発の可能性を減少させること（すなわち，現在のうつ病エピソードの再燃予防）である（AHCPR，1993）。継続治療期は，一般に完全寛解後6ヵ月間であると考えられている。しかし，9ヵ月の継続治療を推奨している著者もいる（Reimherr ら，1998；Hirschfeld，2001；Rush と Kupfer，2001）。一般に，過去に長期のエピソードの既往歴をもつ患者では，9ヵ月以上の継続期治療を行ったほうがよい（Rush と Kupfer，2001）。残遺症状（部分寛解）は，以降の早期再発の強い予測因子であるため，そのような症状が消失するまでは，治療を続けることが推奨される（Paykel ら，1995）。抑うつ性の残遺症状が薬物療法のみによって改善されない場合には，精神療法が継続薬物療法に併用されてもよいであろう（Fava ら，1998；Rush と Kupfer，2001）。精神病性うつ病の継続期治療は，非精神病性うつ病の治療よりも長くすべきである。

WFSBP の推奨
継続治療期は，急性症状の寛解の後に少なくとも 6 ヵ月は継続される。過去に長期のエピソードの既往歴をもつ患者では，9 ヵ月に延長されるべきである。残遺症状がある場合には，残遺症状が消失するまでさらに長く，また精神病性のうつ病でもさらに長く，継続されるべきである。
臨床上のコンセンサス

　主に TCA を用いた継続期治療のプラセボ対照比較試験によれば，治療を受けた群では再発率が 0 〜 31％であったのに対して，プラセボ投与群での再発率は 31 〜 80％であった（Prien と Kupfer，1986；Prien，1990；Geddes ら，2003）。その後に行われた SSRI, amineptine, nefazodone, reboxetine による継続期における研究においても，同様の結果が得られた（Hirschfeld，2001）。後者の研究では，実薬を継続した群では 7 〜 26％しか再発しなかったのに対して，安定した後に実薬を中止した（すなわち，プラセボに切り替えられた）群では，33 〜 56％が再発した（Hirschfeld，2001）。

WFSBP の推奨
急性期治療において反応／寛解が得られたものと同じ抗うつ薬を，継続期においても，同じ服用量で継続することが推奨される[1]。もし，継続治療中に再発しなかったさいには，初回エピソードの場合は，抗うつ薬の段階的な中止（漸減）が推奨される[2]。寛解の安定性を確実にするために，漸減中と中止直後は，慎重に患者のモニタリングをすべきである[3]。漸減により症状の再燃をきたす場合には，薬剤を最初と同じ服用量で再開し，改めて中止を試みるまでに少なくともさらに 6 ヵ月間は継続すべきである。
CE「B」，RG「3」

1) Thase (1999), Rush と Kupfer (2001), 2) Rosenbaum ら (1998), 3) APA (2000)

　少数ではあるが，継続期における増強戦略または付加的 ECT 治療に関する比較試験がある。これらの研究によれば，継続期における ECT と抗うつ薬の併用治療は，抗うつ薬の単独治療よりも有効であることが示されている（Gagne ら，2000）。

　急性期においてリチウム増強療法に成功した場合には，その後の継続期においても，抗うつ薬とリチウム〈リーマス〉（適応外使用）の併用治療は，抗うつ薬とプラセボの併用治療よりも有効である（Bauer ら，2000；Bschor ら，2002）。別の継続治療研究においては，ECT 後のノルトリプチリン〈ノリトレン〉とリチウムの併用療法は，再

発までの期間において，プラセボとノルトリプチリンそれぞれの単独治療のいずれと比較しても，きわめて有益であった（Sackeimら，2001）。

特殊な状況における治療

特殊な状況下では，うつ病の治療は改変されなければならない。そのような状況としては，他の精神疾患（不安障害，物質乱用／依存）が併存しているうつ病，高齢者におけるうつ病，一般身体疾患によるうつ病，妊娠中と授乳中のうつ病などがある。

うつ病とその他の精神疾患との併存

不安障害の併存

うつ病患者の多くは不安症状を呈し（不安うつ病）（Wiethoffら，2010），約30％が，パニック障害と心的外傷後ストレス障害（PTSD）を含めた不安障害の併存に苦しんでいる（Wittchenら，1999）。

併存するうつ病と不安を効果的に治療するには，両方の症状に有効性を示した薬剤を用いなければならない（Bakish，1999；Schatzberg，2000）。

WFSBPの推奨
著明な不安症状を呈している，またはパニック障害，全般性不安障害，PTSDなどの不安障害を併存しているうつ病患者は，SSRI，venlafaxine[1]，TCA，MAOIで効果的に治療されうるが，薬剤は低用量（例：fluoxetine 5mgまたはパロキセチン〈パキシル〉10mg）で開始し，治療用量に達するまでゆっくりと増量すべきである。急激な増量は，薬剤に対して不安と抑うつが反応する前に，不安症状の一時的な高まりを引き起こすことがある。
CE「C1」，RG「4」

1) FawcettとBarkin（1998），Rudolphら（1998），Schneierら（2003），BradyとClary（2003）

WFSBP の推奨
認知行動療法（CBT）と対人関係療法（IPT）もまた，併存する不安障害の治療に効果を示してきた[1]。
CE「B」，RG「3」

1) APA（2009），Ninan ら（2002）

症例によっては，ジアゼパム〈セルシン，ホリゾン〉，ロラゼパム〈ワイパックス〉，クロナゼパム〈ランドセン，リボトリール〉（適応外使用）などのベンゾジアゼピン系薬剤の使用が，治療初期の数週間の強い不安を軽減させるのに役立つ。

WFSBP の推奨
不安症状を伴うか，不安障害が併存するうつ病の症例では，治療初期の数週間には，ベンゾジアゼピンが有用である場合がある。
CE「A」，RG「1」

WFSBP の推奨
不安が併存するうつ病の長期治療においてベンゾジアゼピンを用いることは，耐性，認知障害，運動障害のみならず，心理的および身体的依存のリスクもあるため，避けねばならない。
臨床上のコンセンサス

強迫症状と強迫性障害（OCD）の併存

強迫症状と強迫性障害もまた，MDD 患者によくみられる。クロミプラミン〈アナフラニール〉と SSRI（例：fluoxetine，パロキセチン〈パキシル〉）は，OCD と MDD の治療に有効性を示してきた（Pigott と Seay，1999；Schatzberg，2000；Koran ら，2007）。

WFSBP の推奨
●クロミプラミン〈アナフラニール〉と SSRI は，強迫症状または OCD を併存したうつ病患者を治療するさいに推奨される。
●強迫症状および併存した OCD に対する SSRI の服用量は，典型的には，うつ病に対する治療用量よりも多い（2〜3倍）。
CE「A」，RG「2」

物質乱用または依存

　抑うつ症候群と物質乱用は，しばしば絡み合っている。調査による報告は，物質乱用／依存患者では気分障害と不安障害が高率（30～60％）で併存しており，原発性のうつ病よりも二次的なうつ病のほうが頻繁にみられる（アルコール依存患者では，それぞれ2～12％と12～51％）ことを強調している（SoykaとLieb，2004）。同様に，感情障害の少なくとも1/3に，物質乱用／依存の既往があるという報告もある（Regierら，1993；Scottら，1998）。

　症状発現が臨床的に複雑なため，原発性の気分障害と，物質乱用／依存の結果としての二次的な気分障害とを区別することは，容易でない場合が多い。原発性の気分障害では，抑うつ症状が物質乱用より先にみられる。

原発性気分障害

　大うつ病患者は，アルコール，非合法薬物，処方薬の使用のリスクが高い（Schuckit，1994）。うつ病患者におけるそのような物質乱用の存在は，うつ病治療にとって重要な意味をもつ。物質乱用は，うつ病治療へのアドヒアランスを脅かし，うつ病治療の効果を減じうる。さらに，いずれの疾病も，自殺のリスクの上昇と関連づけられている。

　うつ病に加えて物質乱用も併存している患者では，うつ病のみを治療すれば十分であるということがめったにないので，両方の問題への治療が同時に必要となる。

　物質乱用に対する治療オプションは，さまざまである。自助グループなどといった地域における付加的な治療オプションについても，知っておくことは重要である。

WFSBPの推奨
物質乱用の治療が奏効すると，うつ病の症状が軽快する場合があるので，現症としての物質乱用の併存が明らかな症例では，抗うつ薬の投与より先に物質乱用の治療を開始するのが賢明である。処方薬と乱用物質との間に生じる相互作用の可能性に注意すること。
臨床上のコンセンサス

　薬物動態学的相互作用の面では，methadoneと抗うつ薬（例：アミトリプチリン〈トリプタノール〉）の併用は，呼吸抑制と鎮静を引き起こしうる。APAのガイドラインによると，併存する物質使用は，特に興奮薬の場合には，報告例は少ないもののMAOIとの有害な相互作用のリスクを高める（SandsとCiraulo，1992）。ベンゾジアゼピンや鎮静作用のある他の睡眠薬には乱用や依存の可能性があるため，物質使用障害を併存

する患者に対しては，短期的な解毒計画の一部として以外は，ほぼ処方されるべきではない。アルコール依存やその他の物質乱用のある患者では，肝機能障害と肝酵素誘導が薬物療法を複雑にする場合が多い。こうした条件下では，向精神薬による中毒または用量不足の相対立するリスクの両方を避けるために，血中濃度（薬物療法として適切なレベルにあること），治療上の効果，副作用が，慎重にモニタリングされなければならないであろう。

物質誘発性気分障害

DSM-IV（APA, 1994）は，気分の著明かつ持続性の障害で，物質の直接の生理学的作用によると判断されるものとして，物質誘発性気分障害を定義する。

WFSBPの推奨
抗うつ薬治療は，重症の物質誘発性気分障害の治療にも有効でありうる。しかし，物質使用を続ける患者や，物質使用に関連した身体合併症をもつ患者では，これらの薬剤を使用する有益な点が，副作用または有害反応の増強というリスクと釣り合うか否かを検討しなければならない。有効な心理社会的アプローチとしては，主に短期の，経験的に検証された，認知療法などの治療が中心となる。しかし，物質使用と気分障害を併存している患者のニーズに確実に合った介入とするためには，そうしたアプローチには変更が加えられなければならない[1]。
臨床上のコンセンサス

1) Scottら（1998）

高齢者におけるうつ病治療

高齢者のMDDは，これまで報告されてきた以上に一般的である。治療されないまま放置されると，高齢者におけるMDDの予後は悪い（Coleら，1999；Katona, 2000；Steffensら，2000；Whyteら，2004）。高齢のMDD患者を有効かつ安全に治療するさいには，特に困難が伴う。高齢患者では病理が異なることがあり（例：血管性うつ病），加齢に関連した生理学的変化のために，より若年の患者と比較して，薬剤の代謝と薬物動態において臨床的に有意な相違が生じる（Rabheru, 2004）。また，高齢者は，併存する身体疾患のための治療を必要としたり，受けていたりする場合が多く，薬力学的，薬物動態学的に重大な薬剤間相互作用を起こす可能性が高い（Preskorn, 1993；Dunner, 2003）。

高齢者における抗うつ薬の使用に関するデータは，特に75歳を超える後期高齢者や，重篤な一般身体疾患の併存，認知症，神経疾患をもつ患者に関してはほとんどない（Flint，1998；RooseとSuthers，1998；Rooseら，2004）。これまでに研究の対象となったすべての抗うつ薬に関する最近のメタ解析においてTedeschiniら（2011）は，研究ごとに相当な相違があることを見出した。抗うつ薬は，65歳以上の患者では，プラセボと比較して有意により有効とはいえないようであるが，他方で，対象年齢の下限を55歳とした試験では，特に65歳未満の非高齢患者も研究に含めたさいには，有意により有効であった。著者らは，この知見をもたらした理由として，慢性度の高さや，投与量の少なさなどを考察している。中断率は，年齢にかかわらず，プラセボと比較して有意差を認めなかった〔55歳以上がn＝15，うち65歳以上がn＝6（うち75歳以上は1例），65歳未満がn＝59〕（Tedeschiniら，2011）。

　若年成人と比較すると，高齢成人では，抗うつ薬治療への反応はより遅いかもしれない。このことは，「より古い」抗うつ薬についてはいえる（Katona，1994）ものの，「より新しい」抗うつ薬については矛盾するデータがある（Sackeimら，2005；Nelsonら，2008）。

　高齢患者は，継続期治療中により高い再発率を示した（Reynoldsら，1996）。Kokら（2011）は，8つのRCTからのデータを対象にメタ解析を行った系統的レビューの中で，高齢者において，寛解後にも抗うつ薬を用いた治療を継続したほうが，プラセボと比較してより有効であったことを見出した〔再発または症状の反復を予防するための治療効果発現必要症例数（NNT）は3.6（95％ CI 2.8-4.8）〕。TCAとSSRIとの対比では，有効性に有意差は認めなかった（NNTは2.9対4.2）。興味深いことに，副作用による研究からの脱落率は，より若年の成人（約7％）や急性期治療の研究（18〜24％）と比較して低かった（4.1％）（Kokら，2011）。

　副作用についてみれば，心血管系の副作用は，高齢者においては特に懸念される。60歳以上の患者がほとんどを占める，虚血性心疾患を合併したうつ病患者の治療に対する，パロキセチン〈パキシル〉とノルトリプチリン〈ノリトレン〉の比較試験によれば，2つの薬剤のうつ病に対する効果は同等であったが，心臓に関する有害事象は，ノルトリプチリンで有意に高率であった（Rooseら，1998）。抗コリン性の有害事象（例：認知障害，便秘，尿閉）は，高齢者におけるもう1つの重要な問題である．．

　さまざまなクラスの抗うつ薬の有効性には有意差を認めないため，薬剤選択は，主に副作用を比較することにより決定される。興味深いことに，54,038例の高齢うつ病患者（65歳以上）の集団の観察に基づく最近のコホート研究においてCouplandら（2011）は，異なる抗うつ薬クラスと，有害な転帰との間に，有意差をもった関連性を見出し

た。うつ病と診断された後にSSRIを投与された患者群を，抗うつ薬非使用の患者群と比較したさいのハザード比は，TCAで治療された患者を同様に比較したさいのハザード比と比較して，全死因死亡，脳卒中／一過性脳虚血発作（TIA），骨折，てんかん発作，低ナトリウム血症において高かった（自殺未遂では，差がなかった）。ハザード比は，TCAと比較して，「その他」の抗うつ薬（ミルタザピン〈リフレックス，レメロン〉，venlafaxine）では，全死因死亡，自殺未遂，脳卒中／TIA，骨折，てんかん発作において高かった（転落と低ナトリウム血症では，差がなかった）。ほとんどの転帰においてリスクが最も高かったのは，治療を開始および中止してから4週以内の時期であった。著者らは，TCAの低用量での頻回投与を含めて，可能な説明を考察している（Couplandら，2011）。

高齢者における新規抗うつ薬の使用に関する研究データ（Katonaら，2012）は，実証されなければならない。

WFSBPの推奨
●高齢者のMDDは，診断が正確にされず，治療されずに放置されているものと思われる。65歳以上の患者における抗うつ薬の有効性を正確に見積もるには，データが不十分である。 ●高齢患者では，継続期治療は，プラセボと比較して有効であると証明された。
EC「B」，RG「3」

WFSBPの推奨
高齢者における抗うつ薬の正確な有効性に関するデータが不十分であるとはいえ，高齢ということ自体が，抗うつ薬の選択肢の範囲と用量を制限する要因となるべきではない。
臨床上のコンセンサス

WFSBP の推奨
● 高齢患者は，起立性低血圧が起こりやすく，その他の心血管系および抗コリン作用による有害事象にも，より影響される。それゆえ，一般に，SSRI とその他のより新しい抗うつ薬が，TCA よりも好まれる。しかし，これらのより新しい抗うつ薬においても，望ましくない転帰に至るリスクがより高いことを示す最近のエビデンスがあることは，考慮され，再評価されなければならない[1]。 ● 高齢患者は，より若年の成人患者よりも概して低い経口投与量から開始されるが，効果を得るためには，投与量を漸増しなければならない場合もある。高齢者では，若年者と比較して，一般に投与量の割には高い血中濃度となり[2]，特に腎機能または肝機能に障害のある患者では，投与量を調整しなければならないであろう。
臨床上のコンセンサス

1) Coupland ら（2011），2) Anderson ら（2000）

　Cooper ら（2011）は，高齢者における，治療への反応が不十分および治療抵抗性のうつ病に関するエビデンスを系統的にレビューした。彼らは，1つのプラセボ対照比較試験を含めた3つのランダム化試験（非盲検が1つ，Kok ら，2007：リチウム増強対 phenelzine；盲検が1つ，Mazeh ら，2007：venlafaxine 対パロキセチン；二重盲検が1つ，Sunderland ら，1994：セレギリン対プラセボ）と，10のオープンラベル非統制試験しか見出すことができなかった。リチウム増強療法のみが，2つの試験で研究されたにすぎなかった。全体として，高齢患者の半数が，第2の薬剤の追加か，または別の抗うつ薬への変更のいずれかに反応した（Cooper ら，2011）。

　プライマリーケア環境で行う高齢者のうつ病管理のガイドラインについては，Baldwin ら（2003）を参照。高齢者における気分変調症の治療に関しては，本ガイドラインの第Ⅱ部（本邦未刊行）を参照。

一般身体疾患によるうつ病

　さまざまな非精神疾患性の身体疾患が，抑うつ症状または大うつ病エピソードを引き起こしうる。DSM-Ⅳ によれば，「一般身体疾患による気分障害（うつ病）」は，気分（抑うつ気分）における著明かつ持続性の障害が優勢であり，その障害が一般身体疾患の直接の生理学的な結果であることを示す，既往歴，身体的検査，臨床検査値などの証拠がある場合に診断される。これらの一般身体疾患には，以下のようなものがある：

- 変性性神経疾患（例：アルツハイマー病，パーキンソン病，多発性硬化症，ハンチントン舞踏病）
- 脳血管疾患（例：脳卒中）
- その他の神経疾患（例：てんかん，脳腫瘍）
- 内分泌疾患（甲状腺機能亢進症と低下症，副腎皮質機能亢進症と低下症，副甲状腺機能亢進症と低下症，糖尿病）
- 代謝疾患（例：ビタミンB12欠乏症と葉酸欠乏症）
- 全身性自己免疫疾患（例：エリトマトーデス）
- ウイルスおよびその他の感染症（例：HIV，肝炎）
- 特定の癌（例：膵癌，肺癌）

　身体疾患（例：心筋梗塞，癌，糖尿病）の経過中のうつ病の発生率は約25％であり，神経疾患患者では40〜50％にもなる（AHCPR, 1993；Devanand, 1996；Allainら, 2000）。CNS（中枢神経系）に直接的に影響を及ぼす身体疾患の患者では，さらに高率にうつ病となりうる（例：クッシング病患者では60％）。うつ病の転帰は悪い場合が多く，患者はしばしば悪化し，死に至ることもある。身体疾患患者におけるうつ病性障害の誤診と未治療が，臨床現場においてしばしば起きている（Perez-Stableら, 1990；ÜstünとSartorius, 1995）。

　このような症例では，うつ病が身体疾患またはその治療による好ましくない直接的作用によるものであるかもしれないので，一般的な戦略としては，まず身体疾患を治療することになる（AHCPR, 1993）。大うつ病が持続するならば，抗うつ薬による治療が必要である。しかし，大うつ病があまりにも重症であるために，身体疾患の治療中にも抗うつ薬での治療を開始すべき症例もある。「反応性」のうつ病性障害患者に対しては，精神療法の付加的な介入が適切なようである。

　広範にわたる身体疾患を網羅した18のランダム化研究からなるレビューによれば，抗うつ薬による治療は，プラセボまたは未治療群のいずれと比較しても，有意にうつ病を改善させていた（GillとHatcher, 2000）。身体疾患を合併するうつ病患者の治療に関しては，ある薬剤を有効性のデータに基づいて他の薬剤よりも推奨するには，質の高い研究の数が不足している。抗うつ薬とその投薬量を選択するさいには，抗うつ薬の副作用と薬理学的プロフィール，患者の年齢，当該抗うつ薬への過去の反応，潜在的な薬剤間相互作用などの因子が考慮されなければならない（AHCPR, 1993）。

　脳卒中後うつ病は，おそらく最もよく研究されている疾患である。プラセボ対照比較試験によれば，脳卒中後うつ病に対しては，ノルトリプチリン〈ノリトレン〉はプラ

セボよりも有効であり（LipseyとRobinson，1984；Robinsonら，2000），fluoxetineよりも優れていた（Robinsonら，2000）。Citalopramは，脳卒中後のうつ病に対する6週間の研究において，プラセボと比較して，より有効であった（Andersenら，1994）。

アルツハイマー病では抑うつ症状がよくみられるが，重症のうつ病はそれほど頻繁ではない。うつ病とアルツハイマー病の高齢患者に対して，抗うつ薬を用いた4つのプラセボ対照試験が行われている。これらの研究のうちの3つが，クロミプラミン〈アナフラニール〉，citalopram，セルトラリン〈ジェイゾロフト〉の有効性を示している（Nythら，1992；Petraccaら，1996；Lyketsosら，2000）。イミプラミン〈トフラニール〉による試験では，プラセボとの間に有意差を見出せなかった（Teriら，1991）。比較試験においては，パロキセチン〈パキシル〉とイミプラミンのいずれもが，認知症を合併している高齢のうつ病患者の治療に有効であり，群間の有意差は認められなかった（Katonaら，1998）。同等の有効性は，citalopramとミアンセリン〈テトラミド〉（Karlssonら，2000），およびfluoxetineとアミトリプチリン〈トリプタノール〉（Taraganoら，1997）の比較においても認められた。一般に，SSRIに対する反応率は，認知症を合併しているうつ病患者では，合併していないうつ病患者と比較して低い（Ennsら，2001によるレビュー）。

パーキンソン病（PD）におけるうつ病の治療に，抗うつ薬が有効でありうることを，オープンラベル試験が示唆している。症例報告では，SSRIが潜在的にPDの運動症状を悪化させうることが示唆されているが，この作用は，今日までに行われた小規模のオープンラベル試験では確認されていない（Zesiewiczら，1999）。うつ病を併存したPDに対しては，SSRI（セルトラリン〈ジェイゾロフト〉，パロキセチン〈パキシル〉）またはmoclobemideが，第一選択薬として推奨されてきた（Allainら，2000）。しかし，SSRIと抗パーキンソン病薬のセレギリン〈エフピー〉の組み合わせは，患者がセロトニン症候群を呈するリスクを増大させる。TCAは，妄想や認知障害を引き起こしうるため，高齢のPD患者には推奨されない（Allainら，2000）。

併存疾患があり，非向精神薬を服用しているうつ病患者を治療するさいには，薬剤間相互作用を考慮することが重要である（表6；Kent，2000）。

慢性の身体健康上の問題を伴ううつ病に関する最新のレビューとガイダンスについては，英国国立医療技術評価機構（2009）を参照されたい。

表6 抗うつ薬と併用薬の相互作用の可能性

併用薬	相互作用
TCA	
α1-アドレナリン受容体拮抗薬（プラゾシン〈ミニプレス〉）	血圧低下の強化
麻酔薬/筋弛緩薬（ハロタン〈フローセン〉, pancuronium, gallamine）	不整脈のリスクの増加
制酸薬, 吸着薬	抗うつ薬の血中濃度低下の可能性
抗不整脈薬（chinine, リドカイン〈キシロカイン〉, ジソピラミド〈リスモダン〉, プロカイナミド〈アミサリン〉, プロパフェノン〈プロノン〉）	心内伝導時間の遅延, 心筋収縮が不十分となるまで減少
抗凝固薬（ワルファリン〈ワーファリン〉, 場合によっては phenprocoumon）	抗凝固作用の強化により, 出血時間が延長
避妊薬	TCAの副作用の強化。また, TCAの血中濃度低下が観察されているため, 抗うつ効果が減弱する可能性がある
血糖降下薬, 経口	血中濃度上昇により, 血糖降下作用が強化
抗真菌薬（フルコナゾール〈ジフルカン〉, ケトコナゾール〈ニゾラール〉）	TCAの血中濃度上昇により, 副作用が強化
β-遮断薬	血圧低下の強化。プロプラノロール〈インデラル〉とTCAの血中濃度上昇により, 副作用が増強する可能性がある。プロプラノロールが, うつ病を悪化させるか誘発する可能性も伴う
カルシウム拮抗薬（ジルチアゼム〈ヘルベッサー〉, ベラパミル〈ワソラン〉）	イミプラミン〈トフラニール〉などの血中濃度が上昇し, それゆえ副作用が強化
カルバマゼピン〈テグレトール〉	酵素（CYP）の誘導により, TCAの血中濃度低下のリスクが増加
シメチジン〈タガメット〉	血中濃度上昇により, 副作用が強化
Cisapride	抗うつ薬の血中濃度上昇により, 副作用のリスクの上昇
利尿薬	血圧低下の強化
インスリン	血糖値上昇により, 効果が減弱する可能性
ニコチン, 喫煙	TCAの血中濃度低下の可能性
オメプラゾール〈オメプラール, オメプラゾン〉	TCAの血中濃度上昇により, 副作用が強化される可能性
リファンピシン〈リファジン〉	TCAの血中濃度低下, それゆえ抗うつ効果が減弱する可能性
SSRI	酵素（CYP）の阻害によるTCAの血中濃度上昇の可能性

併用薬	相互作用
SSRI	
抗不整脈薬（プロパフェノン〈プロノン〉，フレカイニド〈タンボコール〉）	代謝活阻害とともに，抗不整脈薬の血中濃度上昇の可能性
抗凝固薬（phenprocoumon, ワルファリン〈ワーファリン〉）	フルボキサミン〈デプロメール，ルボックス〉はワルファリンの濃度を高めることがある。結果として出血が増える可能性
血糖降下薬，経口	血糖値上昇により，血糖降下薬の効果が減弱する可能性
抗ヒスタミン薬（terfenadine, astemizole）	心内伝導時間の延長と不整脈
β-遮断薬	パロキセチン〈パキシル〉の代謝阻害。それゆえ，血中濃度上昇により副作用のリスクが高まる可能性
カルバマゼピン〈テグレトール〉	カルバマゼピンの血中濃度上昇の可能性
シメチジン〈タガメット〉	パロキセチンの代謝阻害。それゆえ，血中濃度上昇により副作用のリスクが高まる可能性
Cisapride	抗うつ薬の血中濃度上昇により，副作用のリスクが増加
Digitoxine	Digitoxineの血中濃度低下により，有効性が減弱する可能性
免疫抑制薬	フルボキサミン〈デプロメール，ルボックス〉とfluoxetine使用において，免疫抑制薬の血中濃度上昇
テオフィリン〈テオドール〉，カフェイン	フルボキサミン使用においてテオフィリンの代謝阻害。それゆえ，テオフィリンによる副作用のリスクが増加
トラマドール〈トラマール〉	中枢性セロトニン症候群のリスク
Venalafaxine	
β-遮断薬	代謝阻害。それゆえ，血中濃度上昇により副作用が強化される可能性
カルバマゼピン〈テグレトール〉	酵素（CYP）の誘導によるvenlafaxineの血中濃度低下の可能性
SSRI	代謝能低下のために，venlafaxineの血中濃度上昇の可能性
トラマドール〈トラマール〉	中枢性セロトニン症候群のリスク
MAO阻害薬	
セロトニン作動薬（特にSSRI）	効果の増強と，中枢性セロトニン症候群のリスク
交感神経様作用薬（エピネフリンおよび他のカテコラミン，エフェドリン）	高血圧クリーゼのリスク

妊娠中と授乳中のうつ病の治療

　うつ病を発症する頻度は，出産可能年齢の女性（生涯危険率10〜25％）と妊婦（約9％）では高いにもかかわらず，患者と医師のための情報は限られている。妊娠中の薬剤使用には，3つの主なリスクが関連する——1）催奇形性，2）周産期の症候群（新生児毒性），3）出産後の行動性の続発症である。

　TCAに関するデータベースは大規模で，催奇形性はみられず，周産期と出産後に問題行動が増加するリスクもないようである（Nulmanら，1997；Simonら，2002；Kallen，2004；Davisら，2007；Pearsonら，2007）。しかし，新生児の適応困難に対しては，集中治療が必要となるかもしれない。

　SSRIについては，入手可能なデータ基盤が最もしっかりしているのはcitalopramとセルトラリン〈ジェイゾロフト〉に関してであり，奇形，子宮内死亡，主要な先天異常のリスクの上昇を示唆するものはなかった。Fluoxetineとパロキセチン〈パキシル〉に関しては，催奇形性のリスク（血管と心臓の奇形リスクの上昇）がいくらか考察されているため，これらの薬剤は，妊娠中に開始されるべきではない。SSRIによる治療を特に妊娠第3期（第3トリメスター）に受けた母親から生まれた新生児の約1/3は，新生児適応不良とよばれる症状パターン（神経質，筋緊張低下，啼泣が弱いまたはない，他の原因を排除した後の呼吸困難，低血糖，低いアプガースコア，てんかん発作など）を示す（Korenら，2005）。

　SNRIについては，データ基盤はいまだに非常に限られている。現在までのところ，催奇形性リスクの上昇は示されていないが，子宮内死亡のリスクの上昇が考察されている（Tuccoriら，2009；Nakhai-Pourら，2010）。同様にbupropionに関しても，データがまだ非常に限られており，催奇形性の上昇は今のところ見出されていない。

　MAO阻害薬は，高血圧クリーゼを招く可能性があるため，妊娠中は禁忌である。

　妊娠中の抗うつ薬の服用は，多くの臨床場面において適切であり，出生前の曝露のリスクと，薬剤の中断による母体側の再発のリスクとを，秤にかけて熟慮すべきである〔リスク/ベネフィット（危険性/有益性）意思決定〕。また，患者の配偶者を意思決定プロセスに関与させることは，非常に重要である。精神療法とECTは，重要な治療選択肢として考慮すべきである。リスク（例：体重増加が不十分）が同定されている患者に対しては，頻回のモニタリングと介入が推奨される。

　出産後には，多くの女性が，気分障害の発病または再発の高いリスクを抱えている。「マタニティ・ブルース」と呼ばれる，7〜10日に及ぶ一過性の抑うつ症候群は，大うつ病性障害の診断基準を満たさず，薬物療法を必要としない（APA，2000）。「産後う

つ病」という用語は，分娩後 4 週間以内に起こる大うつ病エピソードをさす。研究では，分娩直後の数週間に，一貫して 10 ～ 15％の母親がうつ病を発症していることが示された（Hoffbrand ら，2001）。MDD の既往歴をもつ女性の産褥期におけるうつ病エピソードの発症リスクは，25 ～ 50％である。抗うつ薬による治療を必要とする女性でも，乳児を母乳で育てたいと願う場合が多いため，最近のいくつかの研究では，授乳中でも問題なく用いることができる抗うつ薬を確認してきた（Wisner ら，1996；Burt ら，2001；Hoffbrand ら，2001）。授乳中の女性で最も詳細に調べられている薬剤は，パロキセチン〈パキシル〉，セルトラリン〈ジェイゾロフト〉，fluoxetine，クロミプラミン〈アナフラニール〉，ノルトリプチリン〈ノリトレン〉である（Stowe ら，2000；Hendrick ら，2001）。臨床現場における 2 アーム独立 RCT（RESPOND 試験）のデータは，分娩 4 週間後の時点で中等症のうつ病の女性のうち，ランダムに抗うつ薬（通常は SSRI）に割り振られた患者は，産褥期の 4 週間を一般的な支援ケアで過ごした後に訪問ケアが始まった患者と比較して，改善の見込みが 2 倍であったことを示している（Share ら，2010）。

　向精神薬が導入されるさいには，乳児の睡眠，食欲のパターン，および行動に変化を認めないか否かが，母親によって常に観察されなければならない。懸念材料があるならば，母親は医師に知らせなければならない。

　電気けいれん療法（ECT）は，妊娠中の女性に対して，特に妊娠第 1 期（第 1 トリメスター）には，第一選択の治療戦略として検討されるべきである。

個別の治療アプローチ

　今日の治療推奨体系の欠点は，個体間の反応パターンの差を考慮していないことである。個別化された治療アプローチの狙いは，さまざまな治療選択肢から，患者個人がもつ反応予測因子に基づいて選択することである。遺伝子の研究が（特に抗うつ薬による治療に関しては）幅広く行われて，反応の予測因子の候補が挙げられているが，そうした研究結果は，まだ完全に臨床に移行できるものにはなっていない。適切な薬剤を，適切な用量で，適切な時期に，適切な患者に対して処方するには，遺伝子調節がもたらすバリエーションも，エピジェネティクスのメカニズムや，遺伝子と環境の相互作用を含めて，さらに考慮しなければならない。

　特に，最初の抗うつ薬単独療法に無反応または部分反応の症例では，次の戦略を選択

するさいのエビデンスの基盤は，主に，生物学的な単位と反応パターンの点からは多様な症例からなる大規模研究より得られたものとなる。そのような状況の中で，予測因子およびエビデンスの両方に基づいた誘導が，治療ガイドラインやアルゴリズムを通じて得られれば，臨床上は非常に妥当であり，成功する見込みがない治療の試みを避けるうえで有用となる。本章では，予測因子研究の分野から，期待のもてる研究結果の例をいくつか紹介する。こうした結果は，臨床業務の中での再現性と実行可能性次第で，個別の意思決定を行うさいに役立つものとなるであろう。

　特定の抗うつ薬に対する予測因子の研究という点からは，主にモノアミン作動性神経の候補遺伝子に注目してきた（BinderとHolsboer, 2006）。要約すると，セロトニンのシグナル遺伝子の単一変異体はSSRIへの反応に影響することが示され，ノルエピネフリンのシグナル遺伝子の変異体はNRIへの反応に影響するようであり，グルココルチコイド受容体遺伝子の変異体はさまざまな種類の抗うつ薬への反応と関連している（Uherら, 2009）。ただし，その影響は非常に弱く，さらにエピジェネティクスのメカニズムによっても調節されるため，さまざまな抗うつ薬からいずれの薬剤を選択するかの指針としては適さない（Uher, 2011）。

　リチウム増強療法は，抗うつ薬を用いた治療に十分反応しなかった患者の40～50%に反応する。しかし，臨床上の反応予測因子を探索する試みでは，一貫した結果はまったく得られていない（Bschorら, 2001）。今日までに行われた唯一の研究では，セロトニン・トランスポーター遺伝子多型の5HTTLPRが，リチウム増強への反応と関連づけられている（Stammら, 2008）。この研究によれば，短い対立遺伝子（s-）をホモ接合で保有する患者では，長い対立遺伝子（l-）の保有者と比較して，リチウム増強療法に有意に反応しやすかった。短い対立遺伝子はSSRIへの反応が弱いこととも関連づけられているため，このサブグループでは増強療法が特に有益であるのかもしれない。リチウム増強療法への反応と関連する別の遺伝子多型は，細胞内セリン－トレオニンキナーゼであるグリコーゲン合成酵素キナーゼ3B（GSK3B）の単一塩基多形 -50T/Cである（Adliら, 2007）。C型対立遺伝子をヘテロ接合またはホモ接合で保有する患者は，抗うつ薬への非反応者の中で，リチウム増強への反応が優れていることが示された。これらの患者では，GSK3Bがすべての組織細胞でよく発現されており，脳においては特にそうである（Woodgett, 1990）。リチウムは，直接的にも間接的にもGSK3Bを阻害して，その効果は通常はアポトーシスを抑制し，細胞の生存－転写因子（例：CREB）の活性化へと結びつく（Gouldら, 2004；Chinら, 2005；Yinら, 2006）。興味深いことに，以前，双極性感情障害の患者で遺伝子型がCCまたはCTの症例では，TT型と比較して，リチウムによる予防によりよく反応することが見出されていた

(Benedettiら，2005)。

　酵素活性を多様にする遺伝子多型は，チトクロームP450のアイソザイム1A2, 3A4, 2C9, 2C19, 2D6について知られている。さまざまな抗うつ薬を幅広く代謝するCYP2D6に関しては，さまざまな用量管理が推奨されてきており，これらが投薬後に発生する異なる代謝の状態（例：低下，正常，中程度，亢進）を説明するかもしれない（Kirchheinerら，2004）。白人の集団では，およそ10％が非定型代謝者（低下型または亢進型）であり，個別の最適化が，その化合物が第二の代謝経路で代謝されるか否か，また代謝物質がそれ自体として活性のある化合物か否かに応じて行われなければならない。しかし，抗うつ薬の血中濃度が治療域に入らない無反応者に対しては推奨されているにもかかわらず，CYP2D6の遺伝子型判定は，日常臨床では行われていない。

　FKBP5は，hsp（熱ショック蛋白）90のコシャペロンで，グルココルチコイド受容体の活性を調節する分子であるが，この分子の遺伝子多型（特にrs1360780）が，薬剤クラスによらない抗うつ薬全般への反応と関連づけられている（Binderら，2004；Kirchheinerら，2008）。対立遺伝子（リスク型）をホモ接合で保有する症例では，抗うつ薬への反応がより速く（また，うつ病エピソードがより頻繁に起こり），それ以外の遺伝子型の症例では，反応を示すまでに10日ほどより長い期間を要した。

　P-糖蛋白（P-gp）は，脳血液関門においてはトランスポーター分子としての役割を果たし，さまざまな薬剤とステロイドから脳を守る薬剤排出ポンプとして機能する。その遺伝情報は，多剤耐性遺伝子ABCB1にエンコードされている。この遺伝子の変異は，P-gpが作用する基質である抗うつ薬がどれだけ脳血液関門を通過するか，それゆえ脳内にどれだけ存在するかに直接的に影響を及ぼすことで，抗うつ薬への反応の相違を説明できることが示されている（Uhrら，2008）。基質としては，アミトリプチリン〈トリプタノール〉，パロキセチン〈パキシル〉，citalopram, venlafaxineがある（ミルタザピン〈リフレックス，レメロン〉，fluoxetineは基質にはならない）。

　ゲノム全体の分析から得られる結果は，我々の知識を広げ，遺伝子学的予測因子についての知見の正確さを高めるものと期待される。遺伝子学的予測因子のみならず，バイオマーカーや神経画像のデータも組み込んで，1つのモデルへと統合できれば，有効かつ臨床に応用可能な，個別のうつ病治療への扉が開けるであろう。

新しい薬理学的アプローチ

近い将来に，抗うつ薬戦略の一部となりうる新しい抗うつ薬によるアプローチ〔例：NMDA受容体拮抗薬〔（ケタミン〈ケタラール〉）（適応外使用）〕：Mathewsら，2012〕や，複合セロトニン作動薬（例：LUAA21004：Adell, 2010）などがある。

ガイドラインの改訂

本ガイドラインは，2018年に改訂される予定である。現在進行中の研究から得られる新しいエビデンスに照らして，推奨が見直されるであろう。

謝辞

文献検索を助けてくれた Marie Jüngst（Berlin）と，英語の編集作業を手伝ってくれた Pamela Cohen（Berlin）に感謝申し上げます。

■ 主著者らの財務情報開示

WFSBP ガイドラインを作成するにあたり，いかなる営利団体からも財政的支援を受けていない。

M. Bauer は，研究助成金を，Deutsche Forschungsgemeinschaft, European Commission (FP7)，米国自殺予防財団，Bundesministerium für Bildung und Forschung（BMBF）から受領した。Alkermes, AstraZeneca, BristolMyers Squibb, Ferrer Internacional, Janssen, Lilly, Lundbeck, Otsuka, Servier, Takeda の顧問である。AstraZeneca, BristolMyers Squibb, GlaxoSmithKline, Lilly, Lundbeck, Otsuka, Pfizer からは講演謝礼金を受領した。

H.-J. Möller は，AstraZeneca, Bristol-Myers Squibb, Eisai, Eli Lilly, GlaxoSmithKline, Janssen Cilag, Lundbeck, Merck, Novartis, Organon, Pfizer, Sanofi-Aventis, Schering-Plough, Schwabe, Sepracor, Servier, Wyeth から助成金を受領したか，またはそれらの顧問でありスピーカーシップ・ビューローのメンバーである。

A. Pfennig は，GlaxoSmithKline から研究助成金を，また AstraZeneca から研究支援を受けた。AstraZeneca と Eli Lilly and Company からは講演謝礼金を受領した。

E. Severus は，研究助成金を EPAX から受領した。AstraZeneca, Bristol-Myers Squibb, Lundbeck の顧問である。

文 献

Adell A. 2010. Lu-AA21004, a multimodal serotonergic agent, for the potential treatment of depression and anxiety. IDrugs 13:900–910.

Adli M, Baethge C, Heinz A, Langlitz N, Bauer M. 2005. Is dose escalation of antidepressants a rational strategy after a medium-dose treatment has failed? A systematic review. Eur Arch Psychiatry Clin Neurosci 255:387–400.

Adli M, Bauer M, Rush AJ. 2006. Algorithms and collaborative-care systems for depression: are they effective and why? A systematic review. Biol Psychiatry 59:1029–1038.

Adli M, Hollinde DL, Stamm T, Wiethoff K, Tsahuridu M, Kirchheiner J, et al. 2007. Response to lithium augmentation in depression is associated with the glycogen synthase kinase 3-beta-50T/C single nucleotide polymorphism. Biol Psychiatry 62:1295–1302.

Adli M, Pilhatsch M, Bauer M, Koberle U, Ricken R, Janssen G, et al. 2008. Safety of high-intensity treatment with the irreversible monoamine oxidase inhibitor tranylcypromine in patients with treatment-resistant depression. Pharmacopsychiatry 41:252–257.

Adli M, Rush AJ, Moller HJ, Bauer M. 2003. Algorithms for optimizing the treatment of depression: making the right decision at the right time. Pharmacopsychiatry 36(Suppl 3):S222–229.

AHCPR. 1993. Depression in primary care: detection, diagnosis, and treatment. Agency for Health Care Policy and Research. Clin Pract Guidel Quick Ref Guide Clin 5:1–20.

AHCPR. 1999. (Agency for Health Care Policy and Research) Evidence Report on Treatment of Depression. Newer Pharmakotherapies AHCPR pub. No.99-E014.

Alexopoulos G, Katz I, Reynolds C, Carpenter D, Docherty J. 2001. The expert consensus guideline series: pharmacotherapy of depressive disorders in older patients. Postgrad Med Special Report.

Alexopoulos GS, Raue P, Arean P. 2003. Problem-solving therapy versus supportive therapy in geriatric major depression with executive dysfunction. Am J Geriatr Psychiatry 11:46–52.

Allain H, Schuck S, Mauduit N. 2000. Depression in Parkinson's disease. Br Med J 320:1287–1288.

American College of Physicians. 2008. Using second-generation antidepressants to treat depressive disorders: a clinical practice guideline from the American College of Physicians. Ann Intern Med 149:725–733.

Amsterdam JD. 1991. Vol 2: refractory depression. New York: Raven Press.

Amsterdam JD, Berwish NJ. 1989. High dose tranylcypromine therapy for refractory depression. Pharmacopsychiatry 22: 21–25.

Amsterdam JD, Hornig-Rohan M. 1996. Treatment algorithms in treatment-resistant depression. Psychiatr Clin North Am 19:371–386.

Amsterdam JD, Maislin G, Potter L. 1994. Fluoxetine efficacy in treatment resistant depression. Prog Neuropsychopharmacol Biol Psychiatry 18:243–261.

Andersen G, Vestergaard K, Lauritzen L. 1994. Effective treatment of poststroke depression with the selective serotonin reuptake inhibitor citalopram. Stroke 25:1099–1104.

Andersen SW, Clemow DB, Corya SA. 2005. Long-term weight gain in patients treated with open-label olanzapine in combination with fluoxetine for major depressive disorder. J Clin Psychiatry 66:1468–1476.

Anderson IM. 2001. Meta-analytical studies on new antidepressants. Br Med Bull 57:161–178.

Anderson IM, Nutt DJ, Deakin JF. 2000. Evidence-based guidelines for treating depressive disorders with antidepressants: a revision of the 1993 British Association for Psychopharmacology guidelines. British Association for Psychopharmacology. J Psychopharmacol 14:3–20.

Angst J. 1986. The course of affective disorders. Psychopathology 19(Suppl 2):47–52.

Angst J, Angst F, Stassen HH. 1999. Suicide risk in patients with major depressive disorder. J Clin Psychiatry 60(Suppl 2):57–62.

Angst J, Preisig M. 1995. Course of a clinical cohort of unipolar, bipolar and schizoaffective patients. Results of a prospective study from 1959 to 1985. Schweiz Arch Neurol Psychiatr 146:5–16.

Angst J, Stabl M. 1992. Efficacy of moclobemide in different patient groups: a meta-analysis of studies. Psychopharmacology (Berlin) 106(Suppl):S109–113.

Angst J, Stassen HH. 1994. Methodische Aspekte von Studien zur antidepressiven Wirksamkeit. Spezielle Aspekte der antidepressiven Therapie. Neuere Ergebnisse zu Moclobemid. München: MMV Medizin Verlag GmbH. p. 147–166.

APA. 1994. Diagnostic and statistical manual of mental disorders. 4th revision (DSM-IV). American Psychiatric Association. Washington, DC : American Psychiatric Press.

APA. 2000. Practice guideline for the treatment of patients with major depressive disorder (revision). American Psychiatric Association. Am J Psychiatry 157(4 Suppl):1–45.

APA. 2009. American Psychiatric Association: practice guidelines for the treatment of patients with panic disorder, second edition (Jan suppl). Am J Psychiatry 166:1–68.

APA. 2010. Practice guideline for the treatment of patients with major depressive disorder. Washington, DC : American Psychiatric Association.

Appelberg BG, Syvalahti EK, Koskinen TE, Mehtonen OP, Muhonen TT, Naukkarinen HH. 2001. Patients with severe depression may benefit from buspirone augmentation of selective serotonin reuptake inhibitors: results from a placebo-controlled, randomized, double-blind, placebo wash-in study. J Clin Psychiatry 62:448–452.

Appleby L. 1992. Suicide in psychiatric patients: risk and prevention. Br J Psychiatry 161:749–758.

Aronson R, Offman HJ, Joffe RT, Naylor CD. 1996. Triiodothyronine augmentation in the treatment of refractory depression. A meta-analysis. Arch Gen Psychiatry 53:842–848.

Artigas F, Romero L, de MC, Blier P. 1996. Acceleration of the effect of selected antidepressant drugs in major depression by 5-HT 1A antagonists. Trends Neurosci 19:378–383.

Backenstrass M, Frank A, Joest K, Hingmann S, Mundt C, Kronmuller KT. 2006. A comparative study of nonspecific depressive symptoms and minor depression regarding functional impairment and associated characteristics in primary care. Compr Psychiatry 47:35–41.

Baghai TC , Blier P, Baldwin DS, Bauer M,

Goodwin GM, Fountoulakis KN, et al. 2011. General and comparative efficacy and effectiveness of antidepressants in the acute treatment of depressive disorders: a report by the WPA section of pharmacopsychiatry. Eur Arch Psychiatry Clin Neurosci 261(Suppl 3):207–245.

Baghai TC, Blier P, Baldwin DS, Bauer M, Goodwin GM, Fountoulakis KN, et al. 2012. Executive summary of the report by the WPA section on pharmacopsychiatry on general and comparative efficacy and effectiveness of antidepressants in the acute treatment of depressive disorders. Eur Arch Psychiatry Clin Neurosci 262:13–22.

Baker CB, Tweedie R, Duval S, Woods SW. 2003. Evidence that the SSRI dose response in treating major depression should be reassessed: a meta-analysis. Depress Anxiety 17:1–9.

Bakish D. 1999. The patient with comorbid depression and anxiety: the unmet need. J Clin Psychiatry 60(Suppl 6): 20–24.

Baldwin RC, Anderson D, Black S, Evans S, Jones R, Wilson K, et al. 2003. Guideline for the management of late-life depression in primary care. Int J Geriatr Psychiatry 18:829–838.

Bandelow B, Zohar J, Kasper S, Moller HJ. 2008. How to grade categories of evidence. World J Biol Psychiatry 9:242–247.

Barbee JG, Conrad EJ, Jamhour NJ. 2004. The effectiveness of olanzapine, risperidone, quetiapine, and ziprasidone as augmentation agents in treatment-resistant major depressive disorder. J Clin Psychiatry 65:975–981.

Barbui C, Furukawa TA, Cipriani A. 2008. Effectiveness of paroxetine in the treatment of acute major depression in adults: a systematic re-examination of published and unpublished data from randomized trials. CMAJ 178:296–305.

Bauer M, Helmchen H. 2000. General principles of the treatment of depressive and manic disorders. In: Helmchen H, Henn F, Lauter H, Sartorius N, editors. Contemporary psychiatry. Vol. 3. Heidelberg: Springer. p. 305–316.

Bauer M, Baur H, Berghofer A, Strohle A, Hellweg R, Muller-Oerlinghausen B, et al. 2002a. Effects of supraphysiological thyroxine administration in healthy controls and patients with depressive disorders. J Affect Disord 68:285–294.

Bauer M, Bschor T, Kunz D, Berghofer A, Strohle A, Muller-Oerlinghausen B. 2000. Double-blind, placebo-controlled trial of the use of lithium to augment antidepressant medication in continuation treatment of unipolar major depression. Am J Psychiatry 157:1429–1435.

Bauer M, El-Khalili N, Datto C, Szamosi J, Eriksson H. 2010. A pooled analysis of two randomised, placebo-controlled studies of extended release quetiapine fumarate adjunctive to antidepressant therapy in patients with major depressive disorder. J Affect Disord 127:19–30.

Bauer M, Hellweg R, Graf KJ, Baumgartner A. 1998. Treatment of refractory depression with high-dose thyroxine. Neuropsychopharmacology 18:444–455.

Bauer M, Pfennig A, Linden M, Smolka MN, Neu P, Adli M. 2009a. Efficacy of an algorithm-guided treatment compared with treatment as usual: a randomized, controlled study of inpatients with depression. J Clin Psychopharmacol 29:327–333.

Bauer M, Pretorius HW, Constant EL, Earley WR, Szamosi J, Brecher M. 2009b. Extended-release quetiapine as adjunct to an antidepressant in patients with major depressive disorder: results of a randomized, placebo-controlled, double-blind study. J Clin Psychiatry 70:540–549.

Bauer M, Whybrow PC. 2001. Thyroid hormone, neural tissue and mood modulation. World J Biol Psychiatry 2:59–69.

Bauer M, Whybrow PC, Angst J, Versiani M, Moller HJ. 2002b. World Federation of Societies of Biological Psychiatry (WFSBP) Guidelines for Biological Treatment of Unipolar Depressive Disorders, Part 1: Acute and continuation treatment of major depressive disorder. World J Biol Psychiatry 3:5–43.

Bauer M, Whybrow PC, Angst J, Versiani M, Moller HJ. 2002c. World Federation of Societies of Biological Psychiatry (WFSBP) Guidelines for Biological Treatment of Unipolar Depressive Disorders, Part 2: Maintenance treatment of major depressive disorder and treatment of chronic depressive disorders and subthreshold depressions. World J Biol Psychiatry 3:69–86.

Baumann P. 1996. Pharmacokinetic-pharmacodynamic relationship of the selective serotonin reuptake inhibitors. Clin Pharmacokinet 31:444–469.

Bech P. 2001. Meta-analysis of placebo-controlled trials with mirtazapine using the core items of the Hamilton Depression Scale as evidence of a pure antidepressive effect in the short-term treatment of major depression. Int J Neuropsychopharmacol 4:337–345.

Bech P, Allerup P, Gram LF, Reisby N, Rosenberg R, Jacobsen O, et al. 1981. The Hamilton depression scale. Evaluation of objectivity using logistic models. Acta Psychiatr Scand 63:290–299.

Bech P, Cialdella P, Haugh MC, Birkett MA, Hours A, Boissel JP, et al. 2000. Meta-analysis of randomised controlled trials of fluoxetine v. placebo and tricyclic antidepressants in the short-term treatment of major depression. Br J Psychiatry 176:421–428.

Bech P, Fava M, Trivedi MH, Wisniewski SR, Rush AJ. 2012. Outcomes on the pharmacopsychometric triangle in bupropion-SR vs. buspirone augmentation of citalopram in the STAR*D trial. Acta Psychiatr Scand 125:342–348.

Bech P, Rafaelsen OJ. 1980. The use of rating scales exemplified by a comparison of the Hamilton and the Bech-Rafaelsen Melancholia Scale. Acta Psychiatr Scand 62[S285]:128–132.

Beck AT, Rush AJ, Shaw BF, Emery G. 1979. Cognitive therapy of depression. New York: Guilford.

Beck AT, Ward CH, Mendelson M, Mock J, Erbaugh J. 1961. An inventory for measuring depression. Arch Gen Psychiatry 4:561–571.

Bellack AS, Hersen M, Himmelhoch JM. 1983. A comparison of social-skills training, pharmacotherapy and psychotherapy for depression. Behav Res Ther 21:101–107.

Benedetti F, Serretti A, Pontiggia A, Bernasconi A, Lorenzi C, Colombo C, et al. 2005. Long-term response to lithium salts in bipolar illness is influenced by the glycogen synthase kinase 3-beta -50 T/C SNP. Neurosci Lett 376:51–55.

Berman RM, Fava M, Thase ME, Trivedi MH, Swanink R, McQuade RD, et al. 2009. Aripiprazole augmentation in major depressive disorder: a double-blind, placebo-controlled study in patients with inadequate response to antidepressants. CNS Spectr 14:197–206.

Berman RM, Marcus RN, Swanink R, McQuade

RD, Carson WH, Corey-Lisle PK, et al. 2007. The efficacy and safety of aripiprazole as adjunctive therapy in major depressive disorder: a multicenter, randomized, double-blind, placebo-controlled study. J Clin Psychiatry 68:843–853.

Bertilsson L, Dahl ML, Tybring G. 1997. Pharmacogenetics of antidepressants: clinical aspects. Acta Psychiatr Scand Suppl 391:14–21.

Binder EB, Holsboer F. 2006. Pharmacogenomics and antidepressant drugs. Ann Med 38:82–94.

Binder EB, Salyakina D, Lichtner P, Wochnik GM, Ising M, Putz B, et al. 2004. Polymorphisms in FKBP5 are associated with increased recurrence of depressive episodes and rapid response to antidepressant treatment. Nat Genet 36:1319–1325.

Blackburn IM, Moore RG. 1997. Controlled acute and follow-up trial of cognitive therapy and pharmacotherapy in out-patients with recurrent depression. Br J Psychiatry 171:328–334.

Blier P, Ward HE, Tremblay P, Laberge L, Hebert C, Bergeron R. 2010. Combination of antidepressant medications from treatment initiation for major depressive disorder: a double-blind randomized study. Am J Psychiatry 167:281–288.

Blumenthal SJ. 1990. Youth suicide: risk factors, assessment, and treatment of adolescent and young adult suicidal patients. Psychiatr Clin North Am 13:511–556.

Bostwick JM, Pankratz VS. 2000. Affective disorders and suicide risk: a reexamination. Am J Psychiatry 157:1925–1932.

Bourgon LN, Kellner CH. 2000. Relapse of depression after ECT: a review. J ECT 16:19–31.

Brady KT, Clary CM. 2003. Affective and anxiety comorbidity in post-traumatic stress disorder treatment trials of sertraline. Compr Psychiatry 44:360–369.

Bretlau LG, Lunde M, Lindberg L, Unden M, Dissing S, Bech P. 2008. Repetitive transcranial magnetic stimulation(rTMS) in combination with escitalopram in patients with treatment-resistant major depression: a double-blind, randomised, sham-controlled trial. Pharmacopsychiatry 41:41–47.

Bromberger JT. 2004. A psychosocial understanding of depression in women: for the primary care physician. J Am Med Womens Assoc 59:198–206.

Brosen K. 1996. Drug-metabolizing enzymes and therapeutic drug monitoring in psychiatry. Ther Drug Monit 18:393–396.

Brosen K. 1998. Differences in interactions of SSRIs. Int Clin Psychopharmacol 13(Suppl 5):S45–47.

Brosse AL, Sheets ES, Lett HS, Blumenthal JA. 2002. Exercise and the treatment of clinical depression in adults: recent findings and future directions. Sports Med 32:741–760.

Bruijn JA, Moleman P, Mulder PG, van den Broek WW. 2001. Treatment of mood-congruent psychotic depression with imipramine. J Affect Disord 66:165–174.

Brunello N, Burrows GD, Jönsson CPB, Judd LL, Kasper S, Keller MB, et al. 1995. Critical issues in the treatment of affective disorders. Depression 3:187–198.

Bschor T, Baethge C. 2010. No evidence for switching the antidepressant: systematic review and meta-analysis of RCTs of a common therapeutic strategy. Acta Psychiatr Scand 121:174–179.

Bschor T, Berghofer A, Strohle A, Kunz D, Adli M, Muller-Oerlinghausen B, et al. 2002. How long should the lithium augmentation strategy be maintained? A 1-year follow-up of a placebo-controlled study in unipolar refractory major depression. J Clin Psychopharmacol 22:427–430.

Bschor T, Canata B, Muller-Oerlinghausen B, Bauer M. 2001. Predictors of response to lithium augmentation in tricyclic antidepressant-resistant depression. J Affect Disord 64:261–265.

Bschor T, Lewitzka U, Sasse J, Adli M, Koberle U, Bauer M. 2003. Lithium augmentation in treatment-resistant depression: clinical evidence, serotonergic and endocrine mechanisms. Pharmacopsychiatry 36(Suppl 3):S230–234.

Burnand Y, Andreoli A, Kolatte E, Venturini A, Rosset N. 2002. Psychodynamic psychotherapy and clomipramine in the treatment of major depression. Psychiatr Serv 53:585–590.

Burt VK, Suri R, Altshuler L, Stowe Z, Hendrick VC, Muntean E. 2001. The use of psychotropic medications during breast-feeding. Am J Psychiatry 158:1001–1009.

CANMAT. 2001. Clinical guidelines for the treatment of depressive disorders. Can J Psychiatry 46(Suppl 1):5–90S.

CANMAT. 2009. Canadian Network for Mood and Anxiety Treatments (CANMAT) Clinical guidelines for the management of major depressive disorder in adults.

Carpenter LL, Jocic Z, Hall JM, Rasmussen SA, Price LH. 1999. Mirtazapine augmentation in the treatment of refractory depression. J Clin Psychiatry 60:45–49.

Chiba K, Kobayashi K. 2000. Antidepressants. In: Levy RH, Thummel KE, Trager WF, Hansten PD, Eichelbaum M, editors. Metabolic drug interactions. Philadelphia, PA: Lippincott Williams & Wilkins, pp. 233–243.

Chin PC, Majdzadeh N, D'Mello SR. 2005. Inhibition of GSK3beta is a common event in neuroprotection by different survival factors. Brain Res Mol Brain Res 137:193–201.

Cipriani A, Brambilla P, Furukawa T, Geddes J, Gregis M, Hotopf M, et al. 2005. Fluoxetine versus other types of pharmacotherapy for depression. Cochrane Database Syst Rev 4:CD004185.

Cipriani A, Furukawa TA, Salanti G, Geddes JR, Higgins JP, Churchill R, et al. 2009. Comparative efficacy and acceptability of 12 new-generation antidepressants: a multiple-treatments meta-analysis. Lancet 373:746–758.

Cole MG, Bellavance F, Mansour A. 1999. Prognosis of depression in elderly community and primary care populations: a systematic review and meta-analysis. Am J Psychiatry 156:1182–1189.

Connolly KR, Thase ME. 2011. If at first you don't succeed: a review of the evidence for antidepressant augmentation, combination and switching strategies. Drugs 71:43–64.

Cooper C, Katona C, Lyketsos K, Blazer D, Brodaty H, Rabins P, et al. 2011. A systematic review of treatments for refractory depression in older people. Am J Psychiatry 168:681–688.

Cooper-Kazaz R, Apter JT, Cohen R, Karagichev L, Muhammed-Moussa S, Grupper D, et al. 2007. Combined treatment with sertraline and liothyronine in major depression: a randomized, double-blind, placebo-controlled trial. Arch Gen Psychiatry 64:679–688.

Corya SA, Williamson D, Sanger TM, Briggs SD, Case M, Tollefson G. 2006. A randomized, double-blind comparison of olanzapine/fluoxetine combination, olanzapine, fluoxetine, and venlafaxine in treatment-resistant depression. Depress Anxiety 23:364–372.

Coupland C, Dhiman P, Morriss R, Arthur

A, Barton G, Hippisley-Cox J. 2011. Antidepressant use and risk of adverse outcomes in older people: population based cohort study. Br Med J 343:d4551.

Crismon ML, Trivedi M, Pigott TA, Rush AJ, Hirschfeld RM, Kahn DA, et al. 1999. The Texas Medication Algorithm Project: report of the Texas Consensus Conference Panel on Medication Treatment of Major Depressive Disorder. J Clin Psychiatry 60:142–156.

Crossley NA , Bauer M. 2007. Acceleration and augmentation of antidepressants with lithium for depressive disorders: two meta-analyses of randomized, placebo-controlled trials. J Clin Psychiatry 68:935–940.

Daban C, Martinez-Aran A, Cruz N, Vieta E. 2008. Safety and efficacy of Vagus Nerve Stimulation in treatment-resistant depression. A systematic review. J Affect Disord 110:1–15.

Danish University Antidepressant Group. 1986. Citalopram: clinical effect profile in comparison with clomipramine. A controlled multicenter study. Psychopharmacology (Berlin) 90:131–138.

Danish University Antidepressant Group. 1993. Moclobemide: a reversible MAO-A-inhibitor showing weaker antidepressant effect than clomipramine in a controlled multicenter study. Danish University Antidepressant Group. J Affect Disord 28:105–116.

Danish University Antidepressant Group. 1999. Clomipramine dose-effect study in patients with depression: clinical end points and pharmacokinetics. Danish University Antidepressant Group (DUAG). Clin Pharmacol Ther 66:152–165.

Datto CJ. 2000. Side effects of electroconvulsive therapy. Depress Anxiety 12:130–134.

Davis RL , Rubanowice D, McPhillips H, Raebel MA, Andrade SE, Smith D, et al. 2007. Risks of congenital malformations and perinatal events among infants exposed to antidepressant medications during pregnancy. Pharmacoepidemiol Drug Saf 16:1086–1094.

de Jonghe F, Hendricksen M, van AG, Kool S, Peen V, Van R, et al. 2004. Psychotherapy alone and combined with pharmacotherapy in the treatment of depression. Br J Psychiatry 185:37–45.

DeBattista C, Solvason HB, Poirier J, Kendrick E, Schatzberg AF. 2003. A prospective trial of bupropion SR augmentation of partial and non-responders to serotonergic antidepressants. J Clin Psychopharmacol 23:27–30.

DeRubeis RJ, Gelfand LA , Tang TZ, Simons AD. 1999. Medications versus cognitive behavior therapy for severely depressed outpatients: mega-analysis of four randomized comparisons. Am J Psychiatry 156:1007–1013.

Devanand DP. 1995. Does electroconvulsive therapy damage brain cells? Semin Neurol 15:351–357.

Devanand DP. 1996. Antipsychotic treatment in outpatients with dementia. Int Psychogeriatr 8(Suppl 3):355–361.

DGPPN. 2000. Deutsche Gesellschaft für Psychiatrie, Psychotherapie und Nervenheilkunde: Behandlungsleitlinie Affektive Erkrankungen. Darmstadt: Steinkopff.

DGPPN, BÄK, KBV. 2009. für die Leitliniengruppe Unipolare Depression (2009) S3-Leitlinie/Nationale VersorgungsLeitlinie Unipolare Depression-Langfassung. Berlin, Düsseldorf: DG PPN, ÄZQ, AWMF.

DiMatteo MR, Lepper HS, Croghan TW. 2000. Depression is a risk factor for noncompliance with medical treatment: meta-analysis of the effects of anxiety and depression on patient adherence. Arch Intern Med 160:2101–2107.

Dimeo F, Bauer M, Varahram I, Proest G, Halter U. 2001. Benefits from aerobic exercise in patients with major depression: a pilot study. Br J Sports Med 35:114–117.

Dobson KS. 1989. A meta-analysis of the efficacy of cognitive therapy for depression. J Consult Clin Psychol 57:414–419.

Dodd S, Horgan D, Malhi GS, Berk M. 2005. To combine or not to combine? A literature review of antidepressant combination therapy. J Affect Disord 89:1–11.

Dolder CR, Nelson M, Snider M. 2008. Agomelatine treatment of major depressive disorder. Ann Pharmacother 42:1822–1831.

Dombrovski AY, Mulsant BH, Haskett RF, Prudic J, Begley AE, Sackeim HA. 2005. Predictors of remission after electroconvulsive therapy in unipolar major depression. J Clin Psychiatry 66:1043–1049.

Doree JP, Des RJ, Lew V, Gendron A, Elie R, Stip E, et al. 2007. Quetiapine augmentation of treatment-resistant depression: a comparison with lithium. Curr Med Res Opin 23:333–341.

Dudek D, Rybakowski JK, Siwek M, Pawlowski T, Lojko D, Roczen R, et al. 2010. Risk factors of treatment resistance in major depression: association with bipolarity. J Affect Disord 126:268–271.

Dunner DL. 2003. Treatment considerations for depression in the elderly. CNS Spectr 8(12 Suppl 3):14–19.

El-Khalili N, Joyce M, Atkinson S, Buynak RJ, Datto C, Lindgren P, et al. 2010. Extended-release quetiapine fumarate (quetiapine XR) as adjunctive therapy in major depressive disorder (MDD) in patients with an inadequate response to ongoing antidepressant treatment: a multicentre, randomized, double-blind, placebo-controlled study. Int J Neuropsychopharmacol 13:917–932.

EMA. 2011. European Medicines Agency: Guideline on clinical investigation of medicinal products in the treatment of depression. London: European Medicines Agency.

Enns MW, Swenson JR, McIntyre RS, Swinson RP, Kennedy SH. 2001. Clinical guidelines for the treatment of depressive disorders. VII. Comorbidity. Can J Psychiatry 46(Suppl 1):77–90S.

Entsuah AR, Huang H, Thase ME. 2001. Response and remission rates in different subpopulations with major depressive disorder administered venlafaxine, selective serotonin reuptake inhibitors, or placebo. J Clin Psychiatry 62:869–877.

Entsuah AR, Rudolph RL, Chitra R. 1995. Effectiveness of venlafaxine treatment in a broad spectrum of depressed patients: a meta-analysis. Psychopharmacol Bull 31:759–766.

Eyding D, Lelgemann M, Grouven U, Harter M, Kromp M, Kaiser T, et al. 2010. Reboxetine for acute treatment of major depression: systematic review and meta-analysis of published and unpublished placebo and selective serotonin reuptake inhibitor controlled trials. Br Med J 341:c4737.

Farahani A, Correll CU. 2012. Are antipsychotics or antidepressants needed for psychotic depression? A systematic review and meta-analysis of trials comparing antidepressant or antipsychotic monotherapy with combination treatment. J Clin Psychiatry 73:486–496.

Fava GA, Rafanelli C, Grandi S, Conti S,

Belluardo P. 1998. Prevention of recurrent depression with cognitive behavioral therapy: preliminary findings. Arch Gen Psychiatry 55:816–820.

Fava M. 2003. Diagnosis and definition of treatment-resistant depression. Biol Psychiatry 53:649–659.

Fava M, Kendler KS. 2000. Major depressive disorder. Neuron 28:335–341.

Fava M, McGrath PJ, Sheu WP. 2003a. Switching to reboxetine: an efficacy and safety study in patients with major depressive disorder unresponsive to fluoxetine. J Clin Psychopharmacol 23:365–369.

Fava M, Mischoulon D, Iosifescu D, Witte J, Pencina M, Flynn M, et al. 2012. A double-blind, placebo-controlled study of aripiprazole adjunctive to antidepressant therapy among depressed outpatients with inadequate response to prior antidepressant therapy (ADAPT-A Study). Psychother Psychosom 81:87–97.

Fava M, Rush AJ, Trivedi MH, Nierenberg AA, Thase ME, Sackeim HA, et al. 2003b. Background and rationale for the sequenced treatment alternatives to relieve depression (STAR*D) study. Psychiatr Clin North Am 26:457–94, x.

Fawcett J, Barkin RL. 1998. A meta-analysis of eight randomized, double-blind, controlled clinical trials of mirtazapine for the treatment of patients with major depression and symptoms of anxiety. J Clin Psychiatry 59:123–127.

FDA. 2004. FDA Statement on Recommendations of the Psychopharmacologic Drugs and Pediatric Advisory Committees.

FDA. 2005. US Food and Drug Administration: Antidepressant Use in Children, Adolescents, and Adults.

Fekadu A, Wooderson S, Donaldson C, Markopoulou K, Masterson B, Poon L, et al. 2009a. A multidimensional tool to quantify treatment resistance in depression: the Maudsley staging method. J Clin Psychiatry 70:177–184.

Fekadu A, Wooderson SC, Markopoulou K, Cleare AJ. 2009b. The Maudsley Staging Method for treatment-resistant depression: prediction of longer-term outcome and persistence of symptoms. J Clin Psychiatry 70:952–957.

Ferguson JM. 2001. The effects of antidepressants on sexual functioning in depressed patients: a review. J Clin Psychiatry 62(Suppl 3):22–34.

Ferreri M, Lavergne F, Berlin I, Payan C, Puech AJ. 2001. Benefits from mianserin augmentation of fluoxetine in patients with major depression non-responders to fluoxetine alone. Acta Psychiatr Scand 103:66–72.

Fiedorowicz JG, Swartz KL. 2004. The role of monoamine oxidase inhibitors in current psychiatric practice. J Psychiatr Pract 10:239–248.

Finfgeld DL. 2004. Serotonin syndrome and the use of SSRIs. J Psychosoc Nurs Ment Health Serv 42:16–20.

Fink M. 2001. Convulsive therapy: a review of the first 55 years. J Affect Disord 63:1–15.

Fink M, Rush AJ, Knapp R, Rasmussen K, Mueller M, Rummans TA, et al. 2007. DSM melancholic features are unreliable predictors of ECT response: a CORE publication. J ECT 23:139–146.

Fisch RZ. 1987. Masked depression: its interrelations with somatization, hypochondriasis and conversion. Int J Psychiatry Med 17:367–379.

Flint AJ. 1998. Choosing appropriate antidepressant therapy in the elderly. A risk-benefit assessment of available agents. Drugs Aging 13:269–280.

Fournier JC, DeRubeis RJ, Hollon SD, Dimidjian S, Amsterdam JD, Shelton RC, et al. 2010. Antidepressant drug effects and depression severity: a patient-level meta-analysis. J Am Med Asoc 303:47–53.

Frank E, Prien RF, Jarrett RB, Keller MB, Kupfer DJ, Lavori PW, et al. 1991. Conceptualization and rationale for consensus definitions of terms in major depressive disorder. Remission, recovery, relapse, and recurrence. Arch Gen Psychiatry 48:851–855.

Frank E, Thase ME, Spanier C, Cyranowski JM, Siegel L. 2000. Psychotherapy of affective disorders. In: Helmchen H, Henn F, Lauter H, Sartorius N, editors. Contemporary psychiatry. Heidelberg: Springer. p. 348–363.

Franzini A, Messina G, Marras C, Savino M, Miniati M, Bugiani O, et al. 2008. Hamilton rating scale for depression-21 modifications in patients with vagal nerve stimulation for treatment of treatment-resistant depression: series report. Neuromodulation 11:267–271.

Freedman R, Lewis DA, Michels R, Pine DS, Schultz SK, Tamminga CA, et al. 2013. The initial field trials of DSM-5: new blooms and old thorns. Am J Psychiatry 170:1–5.

Frieling H and Bleich S. 2006. Tranylcypromine: new perspectives on an "old" drug. Eur Arch Psychiatry Clin Neurosci 256:268–273.

Furukawa TA, Streiner DL, Young LT. 2001. Antidepressant plus benzodiazepine for major depression. Cochrane Database Syst Rev 2:CD001026.

Gaffan EA, Tsaousis I, Kemp-Wheeler SM. 1995. Researcher allegiance and meta-analysis: the case of cognitive therapy for depression. J Consult Clin Psychol 63:966–980.

Gagne GG, Jr, Furman MJ, Carpenter LL, Price LH. 2000. Efficacy of continuation ECT and antidepressant drugs compared to long-term antidepressants alone in depressed patients. Am J Psychiatry 157:1960–1965.

Garakani A, Martinez JM, Marcus S, Weaver J, Rickels K, Fava M, et al. 2008. A randomized, double-blind, and placebo-controlled trial of quetiapine augmentation of fluoxetine in major depressive disorder. Int Clin Psychopharmacol 23:269–275.

Gartlehner G, Hansen RA, Thieda P, DeVeaugh-Geiss AM, Gaynes BN, Krebs EE, et al. 2011. Second-generation antidepressants in the pharmacologic treatment of adult depression: An Update of the 2007 Comparative Effectiveness Review. Rockville, MD; Agency for Healthcare Research and Quality (US).

Gaynes BN, Dusetzina SB, Ellis AR, Hansen RA, Farley JF, Miller WC, et al. 2012. Treating depression after initial treatment failure: directly comparing switch and augmenting strategies in STAR*D. J Clin Psychopharmacol 32:114–119.

Gaynes BN, Warden D, Trivedi MH, Wisniewski SR, Fava M, Rush AJ. 2009. What did STAR*D teach us? Results from a large-scale, practical, clinical trial for patients with depression. Psychiatr Serv 60:1439–1445.

Geddes JR, Carney SM, Davies C, Furukawa TA, Kupfer DJ, Frank E, et al. 2003. Relapse prevention with antidepressant drug treatment in depressive disorders: a systematic review. Lancet 361:653–661.

Geddes JR, Freemantle N, Mason J, Eccles MP, Boyton J. 2001. Selective serotonin reuptake inhibitors (SSRIs) for depression (Cochrane Review). The Cochrane Library 3.

George MS, Nahas Z, Kozel FA, Goldman J,

Molloy M, Oliver N. 1999. Improvement of depression following transcranial magnetic stimulation. Curr Psychiatry Rep 1:114–124.

George MS, Sackeim HA, Rush AJ, Marangell LB, Nahas Z, Husain MM, et al. 2000. Vagus nerve stimulation: a new tool for brain research and therapy. Biol Psychiatry 47:287–295.

Gibbons RD, Hur K, Brown CH, Davis JM, Mann JJ. 2012. Benefits from antidepressants: synthesis of 6-week patient-level outcomes from double-blind placebo-controlled randomized trials of fluoxetine and venlafaxine. Arch Gen Psychiatry 69:572–579.

Giedke H, Klingberg S, Schwarzler F, Schweinsberg M. 2003. Direct comparison of total sleep deprivation and late partial sleep deprivation in the treatment of major depression. J Affect Disord 76:85–93.

Giedke H, Schwarzler F. 2002. Therapeutic use of sleep deprivation in depression. Sleep Med Rev 6:361–377.

Gilbert DA, Altshuler KZ, Rago WV, Shon SP, Crismon ML, Toprac MG, et al. 1998. Texas Medication Algorithm Project: definitions, rationale, and methods to develop medication algorithms. J Clin Psychiatry 59:345–351.

Gill D, Hatcher S. 2000. Antidepressants for depression in medical illness. Cochrane Database Syst Rev 4:CD001312.

Gloaguen V, Cottraux J, Cucherat M, Blackburn IM. 1998. A meta-analysis of the effects of cognitive therapy in depressed patients. J Affect Disord 49:59–72.

Gould TD, Chen G, Manji HK. 2004. In vivo evidence in the brain for lithium inhibition of glycogen synthase kinase-3. Neuropsychopharmacology 29:32–38.

Greenberg PE, Kessler RC, Birnbaum HG, Leong SA, Lowe SW, Berglund PA, et al. 2003. The economic burden of depression in the United States: how did it change between 1990 and 2000? J Clin Psychiatry 64:1465–1475.

Greenhalgh J, Knight C, Hind D, Beverley C, Walters S. 2005. Clinical and cost-effectiveness of electroconvulsive therapy for depressive illness, schizophrenia, catatonia and mania: systematic reviews and economic modelling studies. Health Technol Assess 9:1–iv.

Grunze H, Vieta E, Goodwin GM, Bowden C, Licht RW, Moller HJ, et al. 2009. The World Federation of Societies of Biological Psychiatry (WFSBP) guidelines for the biological treatment of bipolar disorders: update 2009 on the treatment of acute mania. World J Biol Psychiatry 10:85–116.

Grunze H, Vieta E, Goodwin GM, Bowden C, Licht RW, Moller HJ, et al. 2010. The World Federation of Societies of Biological Psychiatry (WFSBP) Guidelines for the Biological Treatment of Bipolar Disorders: Update 2010 on the treatment of acute bipolar depression. World J Biol Psychiatry 11:81–109.

Guscott R, Grof P. 1991. The clinical meaning of refractory depression: a review for the clinician. Am J Psychiatry 148:695–704.

Hamilton M. 1960. A rating scale for depression. J Neurol Neurosurg Psychiatry 23:56–62.

Hautzinger M, Welz S. 2004. [Cognitive behavioral therapy for depressed older outpatients–a controlled, randomized trial]. Z Gerontol Geriatr 37:427–435.

Hawton K, Bergen H, Simkin S, Cooper J, Waters K, Gunnell D, et al. 2010. Toxicity of antidepressants: rates of suicide relative to prescribing and non-fatal overdose. Br J Psychiatry 196:354–358.

Hegerl U, Allgaier AK, Henkel V, Mergl R. 2012. Can effects of antidepressants in patients with mild depression be considered as clinically significant? J Affect Disord 138:183–191.

Hendrick V, Fukuchi A, Altshuler L, Widawski M, Wertheimer A, Brunhuber MV. 2001. Use of sertraline, paroxetine and fluvoxamine by nursing women. Br J Psychiatry 179:163–166.

Henkel V, Seemuller F, Obermeier M, Adli M, Bauer M, Mundt C, et al. 2009. Does early improvement triggered by antidepressants predict response/remission? Analysis of data from a naturalistic study on a large sample of inpatients with major depression. J Affect Disord 115:439–449.

Hennings JM, Owashi T, Binder EB, Horstmann S, Menke A, Kloiber S, et al. 2009. Clinical characteristics and treatment outcome in a representative sample of depressed inpatients – findings from the Munich Antidepressant Response Signature (MARS) project. J Psychiatr Res 43:215–229.

Hickie IB, Rogers NL. 2011. Novel melatonin-based therapies: potential advances in the treatment of major depression. Lancet 378:621–631.

Hiemke C, Baumann P, Bergemann N, Conca A, Dietmaier O, Egberts K, et al. 2011. AGNP consensus guidelines for therapeutic drug monitoring in psychiatry: update 2011. Pharmacopsychiatry 44:195–235.

Hiemke C, Hartter S. 2000. Pharmacokinetics of selective serotonin reuptake inhibitors. Pharmacol Ther 85:11–28.

Hirschfeld RM. 2001. Clinical importance of long-term antidepressant treatment. Br J Psychiatry Suppl 42:S4–8.

Hirschfeld RM, Vornik LA. 2004. Newer antidepressants: review of efficacy and safety of escitalopram and duloxetine. J Clin Psychiatry 65(Suppl 4):46–52.

Hoffbrand S, Howard L, Crawley H. 2001. Antidepressant treatment for post-natal depression (Cochrane Review). The Cochrane Library 3.

Hollon SD, DeRubeis RJ, Evans MD, Wiemer MJ, Garvey MJ, Grove WM, et al. 1992. Cognitive therapy and pharmacotherapy for depression. Singly and in combination. Arch Gen Psychiatry 49:774–781.

Hotopf M, Hardy R, Lewis G. 1997. Discontinuation rates of SSRIs and tricyclic antidepressants: a meta-analysis and investigation of heterogeneity. Br J Psychiatry 170:120–127.

Howland R, Thase ME. 1999. What to do with SSRI nonresponders? J Psych Pract 5:216–223.

Husain MM, McClintock SM, Rush AJ, Knapp RG, Fink M, Rummans TA, et al. 2008. The efficacy of acute electroconvulsive therapy in atypical depression. J Clin Psychiatry 69:406–411.

Husain MM, Rush AJ, Fink M, Knapp R, Petrides G, Rummans T, et al. 2004. Speed of response and remission in major depressive disorder with acute electroconvulsive therapy (ECT): a Consortium for Research in ECT (CORE) report. J Clin Psychiatry 65:485–491.

ICSI. 2011. Institute for Clinical Systems Improvement: Major Depression in Adults in Primary Care. Available from: https://www.icsi.org/guidelines_more/catalog_guidelines_and_more/catalog_guidelines/catalog_behavioral_health_guidelines/depression/ [last accessed 11 June 2013].

Iosifescu DV, Bankier B, Fava M. 2004. Impact of medical comorbid disease on antidepressant treatment of major depressive disorder. Curr Psychiatry Rep

6:193–201.

Izzo AA. 2004. Drug interactions with St. John's Wort (Hypericum perforatum): a review of the clinical evidence. Int J Clin Pharmacol Ther 42:139–148.

Jakobsen JC, Hansen JL, Simonsen S, Simonsen E, Gluud C. 2012. Effects of cognitive therapy versus interpersonal psychotherapy in patients with major depressive disorder: a systematic review of randomized clinical trials with meta-analyses and trial sequential analyses. Psychol Med 42:1343–1357.

Jarrett RB, Rush AJ. 1994. Short-term psychotherapy of depressive disorders: current status and future directions. Psychiatry 57:115–132.

Jick H, Kaye JA, Jick SS. 2004. Antidepressants and the risk of suicidal behaviors. J Am Med Asoc 292:338–343.

Jindal RD, Thase ME. 2003. Integrating psychotherapy and pharmacotherapy to improve outcomes among patients with mood disorders. Psychiatr Serv 54:1484–1490.

Joffe RT, Singer W, Levitt AJ, MacDonald C. 1993. A placebo-controlled comparison of lithium and triiodothyronine augmentation of tricyclic antidepressants in unipolar refractory depression. Arch Gen Psychiatry 50:387–393.

Kallen B. 2004. Neonate characteristics after maternal use of antidepressants in late pregnancy. Arch Pediatr Adolesc Med 158:312–316.

Karlsson I, Godderis J, Augusto De Mendonca LC, Nygaard H, Simanyi M, Taal M, et al. 2000. A randomised, double-blind comparison of the efficacy and safety of citalopram compared to mianserin in elderly, depressed patients with or without mild to moderate dementia. Int J Geriatr Psychiatry 15:295–305.

Kasper S, Wehr TA, Bartko JJ, Gaist PA, Rosenthal NE. 1989. Epidemiological findings of seasonal changes in mood and behavior. A telephone survey of Montgomery County, Maryland. Arch Gen Psychiatry 46:823–833.

Katona C. 2000. Managing depression and anxiety in the elderly patient. Eur Neuropsychopharmacol 10(Suppl 4):S427–432.

Katona C, Hansen T, Olsen CK. 2012. A randomized, double-blind, placebo-controlled, duloxetine-referenced, fixed-dose study comparing the efficacy and safety of Lu AA21004 in elderly patients with major depressive disorder. Int Clin Psychopharmacol 27:215–223.

Katona CL. 1994. Approaches to the management of depression in old age. Gerontology 40(Suppl 1):5–9.

Katona CL, Abou-Saleh MT, Harrison DA, Nairac BA, Edwards DR, Lock T, et al. 1995. Placebo-controlled trial of lithium augmentation of fluoxetine and lofepramine. Br J Psychiatry 166:80–86.

Katona CL, Hunter BN, Bray J. 1998. A double-blind comparison of the efficacy and safely of paroxetine and imipramine in the treatment of depression with dementia. Int J Geriatr Psychiatry 13:100–108.

Katz MM, Tekell JL, Bowden CL, Brannan S, Houston JP, Berman N, et al. 2004. Onset and early behavioral effects of pharmacologically different antidepressants and placebo in depression. Neuropsychopharmacology 29:566–579.

Keitner GI, Garlow SJ, Ryan CE, Ninan PT, Solomon DA, Nemeroff CB, et al. 2009. A randomized, placebo-controlled trial of risperidone augmentation for patients with difficult-to-treat unipolar, non-psychotic major depression. J Psychiatr Res 43:205–214.

Keller MB, Lavori PW, Rice J, Coryell W, Hirschfeld RM. 1986. The persistent risk of chronicity in recurrent episodes of nonbipolar major depressive disorder: a prospective follow-up. Am J Psychiatry 143:24–28.

Kendrick T, Chatwin J, Dowrick C, Tylee A, Morriss R, Peveler R, et al. 2009. Randomised controlled trial to determine the clinical effectiveness and cost-effectiveness of selective serotonin reuptake inhibitors plus supportive care, versus supportive care alone, for mild to moderate depression with somatic symptoms in primary care: the THREAD (THREshold for AntiDepressant response) study. Health Technol Assess 13:iii–xi, 1.

Kennedy N, Paykel ES. 2004. Residual symptoms at remission from depression: impact on long-term outcome. J Affect Disord 80:135–144.

Kennedy SH, Lam RW, Cohen NL, Ravindran AV. 2001. Clinical guidelines for the treatment of depressive disorders. IV. Medications and other biological treatments. Can J Psychiatry 46(Suppl 1):38–58S.

Kent JM. 2000. SNaRIs, NaSSAs, and NaRIs: new agents for the treatment of depression. Lancet 355:911–918.

Kim HL, Streltzer J, Goebert D. 1999. St. John's wort for depression: a meta-analysis of well-defined clinical trials. J Nerv Ment Dis 187:532–538.

Kirchheiner J, Lorch R, Lebedeva E, Seeringer A, Roots I, Sasse J, et al. 2008. Genetic variants in FKBP5 affecting response to antidepressant drug treatment. Pharmacogenomics 9:841–846.

Kirchheiner J, Nickchen K, Bauer M, Wong ML, Licinio J, Roots I, et al. 2004. Pharmacogenetics of antidepressants and antipsychotics: the contribution of allelic variations to the phenotype of drug response. Mol Psychiatry 9:442–473.

Kirsch I, Deacon BJ, Huedo-Medina TB, Scoboria A, Moore TJ, Johnson BT. 2008. Initial severity and antidepressant benefits: a meta-analysis of data submitted to the Food and Drug Administration. PLoS Med 5:e45.

Klerman GL, Weissman MM. 1992. The course, morbidity, and costs of depression. Arch Gen Psychiatry 49:831–834.

Klerman GL, Weissman MM, Rounsaville BJ, Chevron ES. 1984. Interpersonal psychotherapy of depression. New York: Basic Books.

Knubben K, Reischies FM, Adli M, Schlattmann P, Bauer M, Dimeo F. 2007. A randomised, controlled study on the effects of a short-term endurance training programme in patients with major depression. Br J Sports Med 41:29–33.

Kok RM, Heeren TJ, Nolen WA. 2011. Continuing treatment of depression in the elderly: a systematic review and meta-analysis of double-blinded randomized controlled trials with antidepressants. Am J Geriatr Psychiatry 19:249–255.

Kok RM, Vink D, Heeren TJ, Nolen WA. 2007. Lithium augmentation compared with phenelzine in treatment-resistant depression in the elderly: an open, randomized, controlled trial. J Clin Psychiatry 68:1177–1185.

Komossa K, Depping AM, Gaudchau A, Kissling W, Leucht S. 2010. Second-generation antipsychotics for major depressive disorder and dysthymia. Cochrane Database Syst Rev 12:CD008121.

Koran LM, Hanna GL, Hollander E, Nestadt G, Simpson HB. 2007. Practice guideline for the treatment of patients with obsessive-compulsive disorder. Am J Psychiatry 164(7 Suppl):5–53.

Koren G, Matsui D, Einarson A, Knoppert D, Steiner M. 2005. Is maternal use of selective serotonin reuptake inhibitors in the third trimester of pregnancy harmful to neonates? CMAJ. 172:1457–1459.

Kuhs H, Farber D, Borgstadt S, Mrosek S, Tolle R. 1996. Amitriptyline in combination with repeated late sleep deprivation versus amitriptyline alone in major depression. A randomised study. J Affect Disord 37:31–41.

Kuhs H, Tolle R. 1991. Sleep deprivation therapy. Biol Psychiatry 29:1129–1148.

Kunzel HE, Ackl N, Hatzinger M, Held K, Holsboer-Trachsler E, Ising M, et al. 2009. Outcome in delusional depression comparing trimipramine monotherapy with a combination of amitriptyline and haloperidol–a double-blind multicenter trial. J Psychiatr Res 43:702–710.

Kupfer DJ. 1993. Management of recurrent depression. J Clin Psychiatry 54(Suppl):29–33.

Lam RW, Hossie H, Solomons K, Yatham LN. 2004. Citalopram and bupropion-SR: combining versus switching in patients with treatment-resistant depression. J Clin Psychiatry 65:337–340.

Lam RW, Levitt AJ. 1999. Canadian Consensus Guidelines for the Treatment of Seasonal Affective Disorder. Vancouver, BC, Canada: Clinical & Academic Publishing.

Landen M, Bjorling G, Agren H, Fahlen T. 1998. A randomized, double-blind, placebo-controlled trial of buspirone in combination with an SSRI in patients with treatment-refractory depression. J Clin Psychiatry 59:664–668.

Lauritzen L, Odgaard K, Clemmesen L, Lunde M, Ohrstrom J, Black C, et al. 1996. Relapse prevention by means of paroxetine in ECT-treated patients with major depression: a comparison with imipramine and placebo in medium-term continuation therapy. Acta Psychiatr Scand 94:241–251.

Lawlor DA, Hopker SW. 2001. The effectiveness of exercise as an intervention in the management of depression: systematic review and meta-regression analysis of randomised controlled trials. Br Med J 322:763–767.

Leucht S, Hierl S, Kissling W, Dold M, Davis JM. 2012. Putting the efficacy of psychiatric and general medicine medication into perspective: review of meta-analyses. Br J Psychiatry 200:97–106.

Levitt AJ, Lam RW, Levitan R. 2002. A comparison of open treatment of seasonal major and minor depression with light therapy. J Affect Disord 71:243–248.

Lewinsohn PM, Clarke G. 1984. Group treatment of depressed individuals. The coping with depression course. Adv Behav Res Ther 10:99–114.

Linde K, Berner MM, Kriston L. 2008. St John's wort for major depression. Cochrane Database Syst Rev 4:CD000448.

Linde K, Mulrow CD. 2001. St. John's wort for depression (Cochrane Review). The Cochrane Library 1.

Linde K, Mulrow CD, Berner M, Egger M. 2005. St John's wort for depression. Cochrane Database Syst Rev 2:CD000448.

Lipsey JR, Robinson RG. 1984. Nortriptyline for post-stroke depression. Lancet 1:803.

Lojko D, Rybakowski JK. 2007. L-thyroxine augmentation of serotonergic antidepressants in female patients with refractory depression. J Affect Disord 103:253–256.

Loo CK, McFarquhar TF, Mitchell PB. 2008. A review of the safety of repetitive transcranial magnetic stimulation as a clinical treatment for depression. Int J Neuropsychopharmacol 11:131–147.

Lopes RF, Fuzikawa C, Riera R, Ramos MG, Hara C. 2013. Antidepressant combination for major depression in incomplete responders–a systematic review. J Affect Disord 144:1–6.

Lopez AD, Mathers CD, Ezzati M, Jamison DT, Murray CJ. 2006. Global and regional burden of disease and risk factors, 2001: systematic analysis of population health data. Lancet 367:1747–1757.

Lotufo-Neto F, Trivedi M, Thase ME. 1999. Meta-analysis of the reversible inhibitors of monoamine oxidase type A moclobemide and brofaromine for the treatment of depression. Neuropsychopharmacology 20:226–247.

Lovlie R, Daly AK, Matre GE, Molven A, Steen VM. 2001. Polymorphisms in CYP2D6 duplication-negative individuals with the ultrarapid metabolizer phenotype: a role for the CYP2D6*35 allele in ultrarapid metabolism? Pharmacogenetics 11:45–55.

Lundmark J, Bengtsson F, Nordin C, Reis M, Walinder J. 2000. Therapeutic drug monitoring of selective serotonin reuptake inhibitors influences clinical dosing strategies and reduces drug costs in depressed elderly patients. Acta Psychiatr Scand 101:354–359.

Lyketsos CG, Sheppard JM, Steele CD, Kopunek S, Steinberg M, Baker AS, et al. 2000. Randomized, placebo-controlled, double-blind clinical trial of sertraline in the treatment of depression complicating Alzheimer's disease: initial results from the Depression in Alzheimer's Disease study. Am J Psychiatry 157:1686–1689.

Mace S, Taylor D. 2000. Selective serotonin reuptake inhibitors: a review of efficacy and tolerability in depression. Expert Opin Pharmacother 1:917–933.

Maes M, Vandoolaeghe E, Desnyder R. 1996. Efficacy of treatment with trazodone in combination with pindolol or fluoxetine in major depression. J Affect Disord 41:201–210.

Mahmoud RA, Pandina GJ, Turkoz I, Kosik-Gonzalez C, Canuso CM, Kujawa MJ, et al. 2007. Risperidone for treatment-refractory major depressive disorder: a randomized trial. Ann Intern Med 147:593–602.

Malhi GS, Adams D, Porter R, Wignall A, Lampe L, O'Connor N, et al. 2009. Clinical practice recommendations for depression. Acta Psychiatr Scand Suppl 439:8–26.

Mann JJ. 2005. The medical management of depression. New Engl J Med 353:1819–1834.

Marangell LB. 2000. Augmentation of standard depression therapy. Clin Ther 22(Suppl A):A25–38.

Marangell LB. 2001. Switching antidepressants for treatment-resistant major depression. J Clin Psychiatry 62(Suppl 18):12–17.

Marcus RN, McQuade RD, Carson WH, Hennicken D, Fava M, Simon JS, et al. 2008. The efficacy and safety of aripiprazole as adjunctive therapy in major depressive disorder: a second multicenter, randomized, double-blind, placebo-controlled study. J Clin Psychopharmacol 28:156–165.

Markowitz JC. 2003. Interpersonal psychotherapy for chronic depression. J Clin Psychol 59:847–858.

Martin JL, Barbanoj MJ, Schlaepfer TE, Thompson E, Perez V, Kulisevsky J. 2003. Repetitive transcranial magnetic stimulation for the treatment of depression. Systematic review and meta-analysis. Br J Psychiatry 182:480–491.

Martiny K, Refsgaard E, Lund V, Lunde M, Sorensen L, Thougaard B, et al. 2012. A 9-week randomized trial comparing a chronotherapeutic intervention (wake and light therapy) to exercise in major depressive disorder patients treated with duloxetine. J Clin Psychiatry 73:1234–1242.

Masand PS. 2004. Atypical antipsychotics in the treatment of affective symptoms: a review. Ann Clin Psychiatry 16:3–13.

Mathews DC, Henter ID, Zarate CA. 2012. Targeting the glutamatergic system to treat major depressive disorder: rationale and progress to date. Drugs 72:1313–1333.

Mazeh D, Shahal B, Aviv A, Zemishlani H, Barak Y. 2007. A randomized, single-blind, comparison of venlafaxine with paroxetine in elderly patients suffering from resistant depression. Int Clin Psychopharmacol 22:371–375.

McIntyre A, Gendron A, McIntyre A. 2007. Quetiapine adjunct to selective serotonin reuptake inhibitors or venlafaxine in patients with major depression, comorbid anxiety, and residual depressive symptoms: a randomized, placebo-controlled pilot study. Depress Anxiety 24:487–494.

McIntyre RS, O'Donovan C. 2004. The human cost of not achieving full remission in depression. Can J Psychiatry 49(3 Suppl 1):10–16S.

McNamara B, Ray JL, Arthurs OJ, Boniface S. 2001. Transcranial magnetic stimulation for depression and other psychiatric disorders. Psychol Med 31:1141–1146.

Mead GE, Morley W, Campbell P, Greig CA, McMurdo M, Lawlor DA. 2008. Exercise for depression. Cochrane Database Syst Rev 4:CD004366.

Melander H, Salmonson T, Abadie E, van Zwieten-Boot B. 2008. A regulatory Apologia–a review of placebo-controlled studies in regulatory submissions of new-generation antidepressants. Eur Neuropsychopharmacol 18:623–627.

Michalets EL. 1998. Update: clinically significant cytochrome P-450 drug interactions. Pharmacotherapy 18:84–112.

Mintz J, Mintz LI, Arruda MJ, Hwang SS. 1992. Treatments of depression and the functional capacity to work. Arch Gen Psychiatry 49:761–768.

Miret M, Ayuso-Mateos JL, Sanchez-Moreno J, Vieta E. 2013. Depressive disorders and suicide: epidemiology, risk factors, and burden. Neurosci Biobehav Rev. [Epub ahead of print].

Moller HJ. 2003. Suicide, suicidality and suicide prevention in affective disorders. Acta Psychiatr Scand Suppl 418:73–80.

Moller HJ. 2006. Is there evidence for negative effects of antidepressants on suicidality in depressive patients? A systematic review. Eur Arch Psychiatry Clin Neurosci 256:476–496.

Moller HJ, Baldwin DS, Goodwin G, Kasper S, Okasha A, Stein DJ, et al. 2008. Do SSRIs or antidepressants in general increase suicidality? WPA Section on Pharmacopsychiatry:consensus statement. Eur Arch Psychiatry Clin Neurosci 258(Suppl 3):3–23.

Moller HJ, Bitter I, Bobes J, Fountoulakis K, Hoschl C, Kasper S. 2012. Position statement of the European Psychiatric Association (EPA) on the value of antidepressants in the treatment of unipolar depression. Eur Psychiatry 27:114–128.

Moller HJ, Demyttenaere K, Sacchetti E, Rush AJ, Montgomery SA. 2003. Improving the chance of recovery from the short- and long-term consequences of depression. Int Clin Psychopharmacol 18:219–225.

Moncrieff J, Wessely S, Hardy R. 2004. Active placebos versus antidepressants for depression. Cochrane Database Syst Rev 1:CD003012.

Montgomery SA. 1991. Selectivity of antidepressants and resistant depression. In: Amsterdam J, editor. Advances in neuropsychiatry and psychopharmacology. New York: Raven Press. p. 93–104.

Montgomery SA and Asberg M. 1979. A new depression scale designed to be sensitive to change. Br J Psychiatry 134:382–389.

Montgomery SA, Kasper S. 2007. Severe depression and antidepressants: focus on a pooled analysis of placebo-controlled studies on agomelatine. Int Clin Psychopharmacol 22:283–291.

Montgomery SA, Moller HJ. 2009. Is the significant superiority of escitalopram compared with other antidepressants clinically relevant? Int Clin Psychopharmacol 24:111–118.

Mulsant BH, Sweet RA, Rosen J, Pollock BG, Zubenko GS, Flynn T, et al. 2001. A double-blind randomized comparison of nortriptyline plus perphenazine versus nortriptyline plus placebo in the treatment of psychotic depression in late life. J Clin Psychiatry 62:597–604.

Murray CJ, Vos T, Lozano R, Naghavi M, Flaxman AD, Michaud C, et al. 2013. Disability-adjusted life years (DALYs) for 291 diseases and injuries in 21 regions, 1990–2010: a systematic analysis for the Global Burden of Disease Study 2010. Lancet 380:2197–2223.

Mynors-Wallis LM, Gath DH, Day A, Baker F. 2000. Randomised controlled trial of problem solving treatment, antidepressant medication, and combined treatment for major depression in primary care. Br Med J 320:26–30.

Nahas Z, Teneback C, Chae JH, Mu Q, Molnar C, Kozel FA, et al. 2007. Serial vagus nerve stimulation functional MRI in treatment-resistant depression. Neuropsychopharmacology 32:1649–1660.

Nakajima S, Uchida H, Suzuki T, Watanabe K, Hirano J, Yagihashi T, et al. 2011. Is switching antidepressants following early nonresponse more beneficial in acute-phase treatment of depression?: a randomized open-label trial. Prog Neuropsychopharmacol Biol Psychiatry 35:1983–1989.

Nakhai-Pour HR, Broy P, Berard A. 2010. Use of antidepressants during pregnancy and the risk of spontaneous abortion. CMAJ 182:1031–1037.

National Collaborating Centre for Mental Health (UK). 2010. Depression: The treatment and management of depression in adults (updated edition). Leicester, UK: British Psychological Society. (NICE Clinical Guidelines, No. 90).

National Institute for Health & Clinical Excellence. 2009. CG91 Depression with a chronic physical health problem: NICE guideline.

Nelson JC. 1998. Treatment of antidepressant nonresponders: augmentation or switch? J Clin Psychiatry 59(Suppl 15):35–41.

Nelson JC. 2003. Managing treatment-resistant major depression. J Clin Psychiatry 64(Suppl 1):5–12.

Nelson JC, Delucchi K, Schneider LS. 2008. Efficacy of second generation antidepressants in late-life depression: a meta-analysis of the evidence. Am J Geriatr Psychiatry 16:558–567.

Nelson JC, Papakostas GI. 2009. Atypical antipsychotic augmentation in major depressive disorder: a meta-analysis of placebo-controlled randomized trials. Am J Psychiatry 166:980–991.

Neumeister A, Goessler R, Lucht M, Kapitany T, Bamas C, Kasper S. 1996. Bright light therapy stabilizes the antidepressant effect of partial sleep deprivation. Biol Psychiatry 39:16–21.

New Zealand Guidelines Group. 2008. Identification of Common Mental Disorders and Management of Depression in Primary Care. An Evidence-based Best Practice Guideline. Wellington: New Zealand Guidelines Group.

Nezu AM. 1986. Efficacy of a social problem-solving therapy approach for unipolar depression. J Consult Clin Psychol 54:196–202.

Nierenberg AA, Alpert JE, Gardner-Schuster EE, Seay S, Mischoulon D. 2008. Vagus nerve stimulation: 2-year outcomes for bipolar versus unipolar treatment-resistant depression. Biol Psychiatry 64:455–460.

Nierenberg AA, Alpert JE, Pava J, Rosenbaum JF, Fava M. 1998. Course and treatment of atypical depression. J Clin Psychiatry 59(Suppl 18):5–9.

Nierenberg AA, Amsterdam JD. 1990. Treatment-resistant depression: definition and treatment approaches. J Clin Psychiatry 51(Suppl):39–47.

Nierenberg AA, Farabaugh AH, Alpert JE, Gordon J, Worthington JJ, Rosenbaum JF, et al. 2000. Timing of onset of antidepressant response with fluoxetine treatment. Am J Psychiatry 157:1423–1428.

Nierenberg AA, Fava M, Trivedi MH, Wisniewski SR, Thase ME, McGrath PJ, et al. 2006. A comparison of lithium and T(3) augmentation following two failed medication treatments for depression: a STAR*D report. Am J Psychiatry 163:1519–1530.

Ninan PT, Rush AJ, Crits-Christoph P, Kornstein SG, Manber R, Thase ME, et al. 2002. Symptomatic and syndromal anxiety in chronic forms of major depression: effect of nefazodone, cognitive behavioral analysis system of psychotherapy, and their combination. J Clin Psychiatry 63:434–441.

Nobler MS, Sackeim HA. 2000. Electroconvulsive therapy. In: Helmchen H, Henn F, Lauter H, Sartorius N, editors. Contemporary psychiatry. Vol. 3. Berlin: Springer. p. 425–434.

Nolen WA, Zohar J, Roose SP, Amsterdam JD. 1994. Refractory depression: current strategies and future directions. Chichester: J. Wiley & Sons.

Nulman I, Rovet J, Stewart DE, Wolpin J, Gardner HA, Theis JG, et al. 1997. Neurodevelopment of children exposed in utero to antidepressant drugs. New Engl J Med 336:258–262.

Nyth AL, Gottfries CG, Lyby K, Smedegaard-Andersen L, Gylding-Sabroe J, Kristensen M, et al. 1992. A controlled multicenter clinical study of citalopram and placebo in elderly depressed patients with and without concomitant dementia. Acta Psychiatr Scand 86:138–145.

Oquendo MA, Baca-Garcia E, Kartachov A, Khait V, Campbell CE, Richards M, et al. 2003. A computer algorithm for calculating the adequacy of antidepressant treatment in unipolar and bipolar depression. J Clin Psychiatry 64:825–833.

Ostad HE, Tadic A, Wagner S, Dragicevic A, Muller MJ, Boland K, et al. 2011. Association between citalopram serum levels and clinical improvement of patients with major depression. J Clin Psychopharmacol 31:281–286.

Ostroff RB, Nelson JC. 1999. Risperidone augmentation of selective serotonin reuptake inhibitors in major depression. J Clin Psychiatry 60:256–259.

Pagnin D, de Quieroz V, Pini S, Cassano GB. 2004. Efficacy of ECT in depression: a meta-analytic review. J ECT 20:13–20.

Papakostas GI, Perlis RH, Scalia MJ, Petersen TJ, Fava M. 2006. A meta-analysis of early sustained response rates between antidepressants and placebo for the treatment of major depressive disorder. J Clin Psychopharmacol 26:56–60.

Papakostas GI, Petersen T, Mahal Y, Mischoulon D, Nierenberg AA, Fava M. 2004. Quality of life assessments in major depressive disorder: a review of the literature. Gen Hosp Psychiatry 26:13–17.

Pascual-Leone A, Rubio B, Pallardo F, Catala MD. 1996. Rapid-rate transcranial magnetic stimulation of left dorsolateral prefrontal cortex in drug-resistant depression. Lancet 348:233–237.

Paykel ES. 1994. Epidemiology of refractory depression. In: Nolen WA, Zohar J, Roose SP, Amsterdam JD, editors. Refractory depression: current strategies and future directions. Chichester: J. Wiley & Sons, pp. 3–17.

Paykel ES, Hollyman JA, Freeling P, Sedgwick P. 1988. Predictors of therapeutic benefit from amitriptyline in mild depression: a general practice placebo-controlled trial. J Affect Disord 14:83–95.

Paykel ES, Ramana R, Cooper Z, Hayhurst H, Kerr J, Barocka A. 1995. Residual symptoms after partial remission: an important outcome in depression. Psychol Med 25:1171–1180.

Paykel ES, Scott J, Teasdale JD, Johnson AL, Garland A, Moore R, et al. 1999. Prevention of relapse in residual depression by cognitive therapy: a controlled trial. Arch Gen Psychiatry 56:829–835.

Pearson KH, Nonacs RM, Viguera AC, Heller VL, Petrillo LF, Brandes M, et al. 2007. Birth outcomes following prenatal exposure to antidepressants. J Clin Psychiatry 68:1284–1289.

Peretti S, Judge R, Hindmarch I. 2000. Safety and tolerability considerations: tricyclic antidepressants vs. selective serotonin reuptake inhibitors. Acta Psychiatr Scand Suppl 403:17–25.

Perez M, Pauwels PJ, Pallard-Sigogneau I, Fourrier C, Chopin P, Palmier C, et al. 1998. Design and synthesis of new potent, silent 5-HT1A antagonists by covalent coupling of aminopropanol derivatives with selective serotonin reuptake inhibitors. Bioorg Med Chem Lett 8:3423–3428.

Perez-Stable EJ, Miranda J, Munoz RF, Ying YW. 1990. Depression in medical outpatients. Underrecognition and misdiagnosis. Arch Intern Med 150:1083–1088.

Perry PJ. 1996. Pharmacotherapy for major depression with melancholic features: relative efficacy of tricyclic versus selective serotonin reuptake inhibitor antidepressants. J Affect Disord 39:1–6.

Perry PJ, Zeilmann C, Arndt S. 1994. Tricyclic antidepressant concentrations in plasma: an estimate of their sensitivity and specificity as a predictor of response. J Clin Psychopharmacol 14:230–240.

Petracca G, Teson A, Chemerinski E, Leiguarda R, Starkstein SE. 1996. A double-blind placebo-controlled study of clomipramine in depressed patients with Alzheimer's disease. J Neuropsychiatry Clin

Neurosci 8:270–275.

Petrides G, Fink M, Husain MM, Knapp RG, Rush AJ, Mueller M, et al. 2001. ECT remission rates in psychotic versus nonpsychotic depressed patients: a report from CORE . J ECT 17:244–253.

Picinelli M, Gomez Homen F. 1997. Gender differences in the epidemiology of affective disorders and schizophrenia. Geneva, Switzerland:World Health Organization.

Pigott TA, Seay SM. 1999. A review of the efficacy of selective serotonin reuptake inhibitors in obsessive-compulsive disorder. J Clin Psychiatry 60:101–106.

Portella MJ, de Diego-Adelino J, Ballesteros J, Puigdemont D, Oller S, Santos B, et al. 2011. Can we really accelerate and enhance the selective serotonin reuptake inhibitor antidepressant effect? A randomized clinical trial and a meta-analysis of pindolol in nonresistant depression. J Clin Psychiatry 72:962–969.

Posternak MA, Zimmerman M. 2005. Is there a delay in the antidepressant effect? A meta-analysis. J Clin Psychiatry 66:148–158.

Poulet E, Brunelin J, Boeuve C, Lerond J, D'Amato T, Dalery J, et al. 2004. Repetitive transcranial magnetic stimulation does not potentiate antidepressant treatment. Eur Psychiatry 19:382–383.

Preskorn SH. 1993. Recent pharmacologic advances in antidepressant therapy for the elderly. Am J Med 94(5A):2–12S.

Preskorn SH, Fast GA. 1991. Therapeutic drug monitoring for antidepressants: efficacy, safety, and cost effectiveness. J Clin Psychiatry 52(Suppl):23–33.

Prevention Practice Committee of the American College of Preventive Medicine. 2009. Screening adults for depression in primary care: a position statement of the American College of Preventive Medicine. J Fam Pract 58:535–538.

Pridmore S, Turnier-Shea Y. 2004. Medication options in the treatment of treatment-resistant depression. Aust NZ J Psychiatry 38:219–225.

Prien RF. 1990. Efficacy of continuation drug therapy of depression and anxiety: issues and methodologies. J Clin Psychopharmacol 10(3 Suppl):86–90S.

Prien RF, Kupfer DJ. 1986. Continuation drug therapy for major depressive episodes: how long should it be maintained? Am J Psychiatry 143:18–23.

Prudic J, Haskett RF, Mulsant B, Malone KM, Pettinati HM, Stephens S, et al. 1996. Resistance to antidepressant medications and short-term clinical response to ECT. Am J Psychiatry 153:985–992.

Prudic J, Olfson M, Marcus SC, Fuller RB, Sackeim HA. 2004. Effectiveness of electroconvulsive therapy in community settings. Biol Psychiatry 55:301–312.

Quitkin FM, Harrison W, Stewart JW, McGrath PJ, Tricamo E, Ocepek-Welikson K, et al. 1991. Response to phenelzine and imipramine in placebo nonresponders with atypical depression. A new application of the crossover design. Arch Gen Psychiatry 48:319–323.

Quitkin FM, Rabkin JD, Markowitz JM, Stewart JW, McGrath PJ, Harrison W. 1987. Use of pattern analysis to identify true drug response. A replication. Arch Gen Psychiatry 44:259–264.

Quitkin FM, Rabkin JG, Ross D, Stewart JW. 1984. Identification of true drug response to antidepressants. Use of pattern analysis. Arch Gen Psychiatry 41:782–786.

Rabheru K. 2004. Special issues in the management of depression in older patients.

Can J Psychiatry 49(3 Suppl 1):41–50S.

Rapaport MH, Gharabawi GM, Canuso CM, Mahmoud RA, Keller MB, Bossie CA, et al. 2006. Effects of risperidone augmentation in patients with treatment-resistant depression: results of open-label treatment followed by double-blind continuation. Neuropsychopharmacology 31:2505–2513.

Rasmussen BB, Brosen K. 2000. Is therapeutic drug monitoring a case for optimizing clinical outcome and avoiding interactions of the selective serotonin reuptake inhibitors? Ther Drug Monit 22:143–154.

Rasmussen KG, Mueller M, Knapp RG, Husain MM, Rummans TA, Sampson SM, et al. 2007. Antidepressant medication treatment failure does not predict lower remission with ECT for major depressive disorder: a report from the consortium for research in electroconvulsive therapy. J Clin Psychiatry 68:1701–1706.

Reeves H, Batra S, May RS, Zhang R, Dahl DC, Li X. 2008. Efficacy of risperidone augmentation to antidepressants in the management of suicidality in major depressive disorder: a randomized, double-blind, placebo-controlled pilot study. J Clin Psychiatry 69:1228–1336.

Regier DA, Narrow WE, Rae DS, Manderscheid RW, Locke BZ, Goodwin FK. 1993. The de facto US mental and addictive disorders service system. Epidemiologic catchment area prospective 1-year prevalence rates of disorders and services. Arch Gen Psychiatry 50:85–94.

Rehm LP. 1979. Behavior therapy for depression. New York:Academic Press.

Reynaert-Dupuis C, Zdanowicz N, Leyman S, Mignon A, Seghers S. 2002. for 600A-GAP-BE Study Group: efficacy and tolerance of venlafaxine in depressed patients switched from prior antidepressant treatment. Primary Care Psychiatry 8:63–68.

Reynolds CF III, Frank E, Kupfer DJ, Thase ME, Perel JM, Mazumdar S, et al. 1996. Treatment outcome in recurrent major depression: a post hoc comparison of elderly ("young old") and midlife patients. Am J Psychiatry 153:1288–1292.

Ricken R, Wiethoff K, Reinhold T, Schietsch K, Stamm T, Kiermeir J, et al. 2011. Algorithm-guided treatment of depression reduces treatment costs – results from the randomized controlled German Algorithm Project (GAPII). J Affect Disord 134:249–256.

Riise IS, Holm P. 1984. Concomitant isocarboxazid/mianserin treatment of major depressive disorder. J Affect Disord 6:175–179.

Robinson RG, Schultz SK, Castillo C, Kopel T, Kosier JT, Newman RM, et al. 2000. Nortriptyline versus fluoxetine in the treatment of depression and in short-term recovery after stroke: a placebo-controlled, double-blind study. Am J Psychiatry 157:351–359.

Roose SP, Laghrissi-Thode F, Kennedy JS, Nelson JC, Bigger JT Jr, Pollock BG, et al. 1998. Comparison of paroxetine and nortriptyline in depressed patients with ischemic heart disease. J Am Med Asoc 279:287–291.

Roose SP, Sackeim HA, Krishnan KR, Pollock BG, Alexopoulos G, Lavretsky H, et al. 2004. Antidepressant pharmacotherapy in the treatment of depression in the very old: a randomized, placebo-controlled trial. Am J Psychiatry 161:2050–2059.

Roose SP and Suthers KM. 1998. Antidepressant response in late-life depression. J Clin Psychiatry 59(Suppl 10):4–8.

Rosen LN, Targum SD, Terman M, Bryant MJ, Hoffman H, Kasper SF, et al. 1990. Prevalence of seasonal affective disorder at four latitudes. Psychiatry Res 31:131–144.

Rosenbaum JF, Fava M, Hoog SL, Ascroft RC, Krebs WB. 1998. Selective serotonin reuptake inhibitor discontinuation syndrome: a randomized clinical trial. Biol Psychiatry 44:77–87.

Rosenthal NE, Sack DA, Gillin JC, Lewy AJ, Goodwin FK, Davenport Y, et al. 1984. Seasonal affective disorder. A description of the syndrome and preliminary findings with light therapy. Arch Gen Psychiatry 41:72–80.

Rossini D, Lucca A, Zanardi R, Magri L, Smeraldi E. 2005a. Transcranial magnetic stimulation in treatment-resistant depressed patients: a double-blind, placebo-controlled trial. Psychiatry Res 137:1–10.

Rossini D, Magri L, Lucca A, Giordani S, Smeraldi E, Zanardi R. 2005b. Does rTMS hasten the response to escitalopram, sertraline, or venlafaxine in patients with major depressive disorder? A double-blind, randomized, sham-controlled trial. J Clin Psychiatry 66:1569–1575.

Rothschild AJ. 2003. Challenges in the treatment of depression with psychotic features. Biol Psychiatry 53:680–690.

Rothschild AJ, Samson JA, Bessette MP, Carter-Campbell JT. 1993. Efficacy of the combination of fluoxetine and perphenazine in the treatment of psychotic depression. J Clin Psychiatry 54:338–342.

Royal Australian and New Zealand College of Psychiatrists Clinical Practice Guidelines Team for Depression. 2004. Australian and New Zealand clinical practice guidelines for the treatment of depression. Aust NZ J Psychiatry 38:389–407.

Rudolph RL, Entsuah R, Chitra R. 1998. A meta-analysis of the effects of venlafaxine on anxiety associated with depression. J Clin Psychopharmacol 18:136–144.

Ruhe HG, Booij J, Weert HC, Reitsma JB, Franssen EJ, Michel MC, et al. 2009. Evidence why paroxetine dose escalation is not effective in major depressive disorder: a randomized controlled trial with assessment of serotonin transporter occupancy. Neuropsychopharmacology 34:999–1010.

Ruhe HG, van RG, Spijker J, Peeters FP, Schene AH. 2012. Staging methods for treatment resistant depression. A systematic review. J Affect Disord 137–3:35–45.

Rumi DO, Gattaz WF, Rigonatti SP, Rosa MA, Fregni F, Rosa MO, et al. 2005. Transcranial magnetic stimulation accelerates the antidepressant effect of amitriptyline in severe depression: a double-blind placebo-controlled study. Biol Psychiatry 57:162–166.

Rush AJ, Kupfer DJ. 2001. Strategies and tactics in the treatment of depression. In: Gabbard GO, editor. Treatment of psychiatric disorders. Washington, DC: American Psychiatric Publishing. p. 1417–1439.

Rush AJ, Thase ME. 1999. Psychotherapies for depressive disorders. In: Maj M, Sartorius N, editors. Evidence and Experience in Psychiatry. Volume 1. Depressive disorders. WPA Series. Chichester, UK: John Wiley & Sons, Ltd. p.161–206.

Rush AJ. 1999. Strategies and tactics in the management of maintenance treatment for depressed patients. J Clin Psychiatry 60(Suppl 14):21–26.

Rush AJ, Beck AT, Kovacs M, Hollon SD. 1977. Comparative efficacy of cognitive therapy and pharmacotherapy in the treatment of depressed outpatients. Cognit Ther Res 1:17–37.

Rush AJ, Fava M, Wisniewski SR, Lavori PW, Trivedi MH, Sackeim HA, et al. 2004. Sequenced treatment alternatives to relieve depression (STAR*D): rationale and design. Control Clin Trials 25:119–142.

Rush AJ, Koran LM, Keller MB, Markowitz JC, Harrison WM, Miceli RJ, et al. 1998. The treatment of chronic depression, part 1: study design and rationale for evaluating the comparative efficacy of sertraline and imipramine as acute, crossover, continuation, and maintenance phase therapies. J Clin Psychiatry 59:589–597.

Rush AJ, Trivedi MH, Stewart JW, Nierenberg AA, Fava M, Kurian BT, et al. 2011. Combining medications to enhance depression outcomes (CO-MED): acute and long-term outcomes of a single-blind randomized study. Am J Psychiatry 168:689–701.

Sackeim HA, Brannan SK, Rush AJ, George MS, Marangell LB, Allen J. 2007. Durability of antidepressant response to vagus nerve stimulation (VNS). Int J Neuropsychopharmacol 10:817–826.

Sackeim HA, Decina P, Portnoy S, Neeley P, Malitz S. 1987. Studies of dosage, seizure threshold, and seizure duration in ECT. Biol Psychiatry 22:249–268.

Sackeim HA, Haskett RF, Mulsant BH, Thase ME, Mann JJ, Pettinati HM, et al. 2001. Continuation pharmacotherapy in the prevention of relapse following electroconvulsive therapy: a randomized controlled trial. J Am Med Asoc 285:1299–1307.

Sackeim HA, Prudic J, Devanand DP, Decina P, Kerr B, Malitz S. 1990. The impact of medication resistance and continuation pharmacotherapy on relapse following response to electroconvulsive therapy in major depression. J Clin Psychopharmacol 10:96–104.

Sackeim HA, Prudic J, Devanand DP, Kiersky JE, Fitzsimons L, Moody BJ, et al. 1993. Effects of stimulus intensity and electrode placement on the efficacy and cognitive effects of electroconvulsive therapy. New Engl J Med 328:839–846.

Sackeim HA, Prudic J, Devanand DP, Nobler MS, Lisanby SH, Peyser S, et al. 2000. A prospective, randomized, double-blind comparison of bilateral and right unilateral electroconvulsive therapy at different stimulus intensities. Arch Gen Psychiatry 57:425–434.

Sackeim HA, Roose SP, Burt T. 2005. Optimal length of antidepressant trials in late-life depression. J Clin Psychopharmacol 25(4 Suppl 1):34–S37.

Sands BF, Ciraulo DA. 1992. Cocaine drug-drug interactions. J Clin Psychopharmacol 12:49–55.

Sartorius N, Baghai TC, Baldwin DS, Barrett B, Brand U, Fleischhacker W, et al. 2007. Antidepressant medications and other treatments of depressive disorders: a CINP Task Force report based on a review of evidence. Int J Neuropsychopharmacol 10(Suppl 1):S1–207.

Schatzberg AF. 2000. New indications for antidepressants. J Clin Psychiatry 61(Suppl 11):9–17.

Schlaepfer TE, Frick C, Zobel A, Maier W, Heuser I, Bajbouj M, et al. 2008. Vagus nerve stimulation for depression: efficacy and safety in a European study. Psychol Med 38:651–661.

Schneier FR, Blanco C, Campeas R, Lewis-Fernandez R, Lin SH, Marshall R, et al. 2003. Citalopram treatment of social anxiety disorder with comorbid major depression.

Depress Anxiety 17:191–196.

Schuckit MA. 1994. Alcohol and depression: a clinical perspective. Acta Psychiatr Scand Suppl 377:28–32.

Schulberg HC, Block MR, Madonia MJ, Scott CP, Rodriguez E, Imber SD, et al. 1996. Treating major depression in primary care practice. Eight-month clinical outcomes. Arch Gen Psychiatry 53:913–919.

Schule C, Zwanzger P, Baghai T, Mikhaiel P, Thoma H, Moller HJ, et al. 2003. Effects of antidepressant pharmacotherapy after repetitive transcranial magnetic stimulation in major depression: an open follow-up study. J Psychiatr Res 37:145–153.

Scott J. 1988. Chronic depression. Br J Psychiatry 153:287–297.

Scott J. 2000. Treatment of chronic depression. New Engl J Med 342:1518–1520.

Scott J, Gilvarry E, Farrell M. 1998. Managing anxiety and depression in alcohol and drug dependence. Addict Behav 23:919–931.

Seemuller F, Riedel M, Obermeier M, Bauer M, Adli M, Mundt C, et al. 2009. The controversial link between antidepressants and suicidality risks in adults: data from a naturalistic study on a large sample of inpatients with a major depressive episode. Int J Neuropsychopharmacol 12:181–189.

Segal ZV, Kennedy SH, Cohen NL. 2001. Clinical guidelines for the treatment of depressive disorders. V. Combining psychotherapy and pharmacotherapy. Can J Psychiatry 46(Suppl 1):59–62S.

Sharp DJ, Chew-Graham C, Tylee A, Lewis G, Howard L, Anderson I, et al. 2010. A pragmatic randomised controlled trial to compare antidepressants with a community-based psychosocial intervention for the treatment of women with postnatal depression: the RESPOND trial. Health Technol Assess 14:iii–xi, 1.

Shelton RC. 2003. The use of antidepressants in novel combination therapies. J Clin Psychiatry 64(Suppl 2):14–18.

Shelton RC, Tollefson GD, Tohen M, Stahl S, Gannon KS, Jacobs TG, et al. 2001. A novel augmentation strategy for treating resistant major depression. Am J Psychiatry 158:131–134.

Shelton RC, Williamson DJ, Corya SA, Sanger TM, Van Campen LE, Case M, et al. 2005. Olanzapine/fluoxetine combination for treatment-resistant depression: a controlled study of SSRI and nortriptyline resistance. J Clin Psychiatry 66:1289–1297.

Shores MM, Pascualy M, Veith RC. 1998. Major depression and heart disease: treatment trials. Semin Clin Neuropsychiatry 3:87–101.

SIGN. 2010. Scottish Intercollegiate Guidelines Network: Non-pharmaceutical management of depression. Available from: http://www.sign.ac.uk/pdf/sign114.pdf [last accessed 11 June 2013].

Simon GE, Cunningham ML, Davis RL. 2002. Outcomes of prenatal antidepressant exposure. Am J Psychiatry 159:2055–2061.

Simon GE, Savarino J, Operskalski B, Wang PS. 2006. Suicide risk during antidepressant treatment. Am J Psychiatry 163:41–47.

Souery D, Amsterdam J, de MC, Lecrubier Y, Montgomery S, Lipp O, et al. 1999. Treatment resistant depression: methodological overview and operational criteria. Eur Neuropsychopharmacol 9–2:83–91.

Souery D, Serretti A, Calati R, Oswald P, Massat I, Konstantinidis A, et al. 2011. Citalopram versus desipramine in treatment resistant depression: effect of continuation or switching strategies: a randomized open study. World J Biol Psychiatry 12:364–375.

Soyka M, Lieb M. 2004. Komorbidität von Depression und Alkoholabhängigkeit – Klinische und neurobiologische Aspekte. Nervenheilkunde 1:12–23.

Sperling W, Reulbach U, Kornhuber J. 2009. Clinical benefits and cost effectiveness of vagus nerve stimulation in a long-term treatment of patients with major depression. Pharmacopsychiatry 42:85–88.

Spiker DG, Weiss JC, Dealy RS, Griffin SJ, Hanin I, Neil JF, et al. 1985. The pharmacological treatment of delusional depression. Am J Psychiatry 142:430–436.

Spitzer RL, Kroenke K, Williams JB. 1999. Validation and utility of a self-report version of PRIME-MD: the PHQ primary care study. Primary Care Evaluation of Mental Disorders. Patient Health Questionnaire. J Am Med Asoc 282:1737–1744.

Stamm TJ, Adli M, Kirchheiner J, Smolka MN, Kaiser R, Tremblay PB, et al. 2008. Serotonin transporter gene and response to lithium augmentation in depression. Psychiatr Genet 18:92–97.

Stassen HH, Angst J, Hell D, Scharfetter C, Szegedi A. 2007. Is there a common resilience mechanism underlying antidepressant drug response? Evidence from 2848 patients. J Clin Psychiatry 68:1195–1205.

Steffens DC, Skoog I, Norton MC, Hart AD, Tschanz JT, Plassman BL, et al. 2000. Prevalence of depression and its treatment in an elderly population: the Cache County study. Arch Gen Psychiatry 57:601–607.

Steimer W, Muller B, Leucht S, Kissling W. 2001. Pharmacogenetics: a new diagnostic tool in the management of antidepressive drug therapy. Clin Chim Acta 308:33–41.

Sternbach H. 1991. The serotonin syndrome. Am J Psychiatry 148:705–713.

Stone M, Laughren T, Jones ML, Levenson M, Holland PC, Hughes A, et al. 2009. Risk of suicidality in clinical trials of antidepressants in adults: analysis of proprietary data submitted to US Food and Drug Administration. Br Med J 339:b2880.

Storosum JG, Elferink AJ, van Zwieten BJ, van den Brink W, Gersons BP, van SR, et al. 2001. Short-term efficacy of tricyclic antidepressants revisited: a meta-analytic study. Eur Neuropsychopharmacol 11:173–180.

Stowe ZN, Cohen LS, Hostetter A, Ritchie JC, Owens MJ, Nemeroff CB. 2000. Paroxetine in human breast milk and nursing infants. Am J Psychiatry 157:185–189.

Sunderland T, Cohen RM, Molchan S, Lawlor BA, Mellow AM, Newhouse PA, et al. 1994. High-dose selegiline in treatment-resistant older depressive patients. Arch Gen Psychiatry 51:607–615.

Szegedi A, Jansen WT, van Willigenburg AP, van der Meulen E, Stassen HH, Thase ME. 2009. Early improvement in the first 2 weeks as a predictor of treatment outcome in patients with major depressive disorder: a meta-analysis including 6562 patients. J Clin Psychiatry 70:344–353.

Szegedi A, Muller MJ, Anghelescu I, Klawe C, Kohnen R, Benkert O. 2003. Early improvement under mirtazapine and paroxetine predicts later stable response and remission with high sensitivity in patients with major depression. J Clin Psychiatry 64:413–420.

Tadic A, Gorbulev S, Dahmen N, Hiemke C, Braus DF, Roschke J, et al. 2010a. Rationale and design of the randomised clinical trial comparing early medication change (EMC) strategy with treatment as usual (TAU) in patients with major depressive disorder –

the EMC trial. Trials 11:21.

Tadic A, Helmreich I, Mergl R, Hautzinger M, Kohnen R, Henkel V, et al. 2010b. Early improvement is a predictor of treatment outcome in patients with mild major, minor or subsyndromal depression. J Affect Disord 120:86–93.

Tanaka E, Hisawa S. 1999. Clinically significant pharmacokinetic drug interactions with psychoactive drugs: antidepressants and antipsychotics and the cytochrome P450 system. J Clin Pharm Ther 24:7–16.

Taragano FE, Lyketsos CG, Mangone CA, Allegri RF, Comesana-Diaz E. 1997. A double-blind, randomized, fixed-dose trial of fluoxetine vs. amitriptyline in the treatment of major depression complicating Alzheimer's disease. Psychosomatics 38:246–252.

Taylor MJ, Freemantle N, Geddes JR, Bhagwagar Z. 2006. Early onset of selective serotonin reuptake inhibitor antidepressant action: systematic review and meta-analysis. Arch Gen Psychiatry 63:1217–1223.

Tedeschini E, Levkovitz Y, Iovieno N, Ameral VE, Nelson JC, Papakostas GI. 2011. Efficacy of antidepressants for late-life depression: a meta-analysis and meta-regression of placebo-controlled randomized trials. J Clin Psychiatry 72:1660–1668.

Teri L, Reifler BV, Veith RC, Barnes R, White E, McLean P, et al. 1991. Imipramine in the treatment of depressed Alzheimer's patients: impact on cognition. J Gerontol 46:372–377.

Thase ME. 1999. Redefining antidepressant efficacy toward long-term recovery. J Clin Psychiatry 60(Suppl 6):15–19.

Thase ME. 2001. The clinical, psychosocial, and pharmacoeconomic ramifications of remission. Am J Manag Care 7(11 Suppl):S377–385.

Thase ME. 2002. What role do atypical antipsychotic drugs have in treatment-resistant depression? J Clin Psychiatry 63:95–103.

Thase ME, Corya SA, Osuntokun O, Case M, Henley DB, Sanger TM, et al. 2007. A randomized, double-blind comparison of olanzapine/fluoxetine combination, olanzapine, and fluoxetine in treatment-resistant major depressive disorder.J Clin Psychiatry 68:224–236.

Thase ME, Howland RH, Friedman ES. 1998. Treating antidepressant nonresponders with augmentation strategies: an overview. J Clin Psychiatry 59(Suppl 5):5–12.

Thase ME, Rush AJ. 1995. Treatment-resistant depression. In: Bloom FE and Kupfer DJ, editors. Psychopharmacology: the fourth generation of progress. New York: Raven Press. p.1081–1097.

Thase ME, Rush AJ. 1997. When at first you don't succeed: sequential strategies for antidepressant nonresponders. J Clin Psychiatry 58(Suppl 13):23–29.

Thase ME, Shelton RC, Khan A. 2006. Treatment with venlafaxine extended release after SSRI nonresponse or intolerance: a randomized comparison of standard- and higher-dosing strategies. J Clin Psychopharmacol 26:250–258.

Thase ME, Trivedi MH, Rush AJ. 1995. MAOIs in the contemporary treatment of depression. Neuropsychopharmacology 12:185–219.

Tignol J, Stoker MJ, Dunbar GC. 1992. Paroxetine in the treatment of melancholia and severe depression. Int Clin Psychopharmacol 7:91–94.

Tranter R, O'Donovan C, Chandarana P, Kennedy S. 2002. Prevalence and outcome of partial remission in depression. J Psychiatry Neurosci 27:241–247.

Trivedi MH, Fava M, Wisniewski SR, Thase ME, Quitkin F, Warden D, et al. 2006. Medication augmentation after the failure of SSRI s for depression. New Engl J Med 354:1243–1252.

Trivedi MH, Rush AJ, Crismon ML, Kashner TM, Toprac MG, Carmody TJ, et al. 2004. Clinical results for patients with major depressive disorder in the Texas Medication Algorithm Project. Arch Gen Psychiatry 61:669–680.

Tuccori M, Testi A, Antonioli L, Fornai M, Montagnani S, Ghisu N, et al. 2009. Safety concerns associated with the use of serotonin reuptake inhibitors and other serotonergic/noradrenergic antidepressants during pregnancy: a review. Clin Ther 31(Pt 1):1426–1453.

Tuunainen A, Kripke DF, Endo T. 2004. Light therapy for non-seasonal depression. Cochrane Database Syst Rev 2:CD004050.

Uher R. 2011. Genes, environment, and individual differences in responding to treatment for depression. Harv Rev Psychiatry 19:109–124.

Uher R, Huezo-Diaz P, Perroud N, Smith R, Rietschel M, Mors O, et al. 2009. Genetic predictors of response to antidepressants in the GENDEP project. Pharmacogenomics J 9:225–233.

Uher R, Muthen B, Souery D, Mors O, Jaracz J, Placentino A, et al. 2010. Trajectories of change in depression severity during treatment with antidepressants. Psychol Med 40:1367–1377.

Uhr M, Tontsch A, Namendorf C, Ripke S, Lucae S, Ising M, et al. 2008. Polymorphisms in the drug transporter gene ABCB1 predict antidepressant treatment response in depression. Neuron 57:203–209.

UK ECT Group. 2003. Efficacy and safety of electroconvulsive therapy in depressive disorders: a systematic review and meta-analysis. Lancet 361(9360):799–808.

Unutzer J, Patrick DL, Diehr P, Simon G, Grembowski D, Katon W. 2000. Quality adjusted life years in older adults with depressive symptoms and chronic medical disorders. Int Psychogeriatr 12:15–33.

US Preventive Services Task Force. 2009. Screening and treatment for major depressive disorder in children and adolescents: US Preventive Services Task Force Recommendation Statement. Pediatrics 123:1223–1228.

Üstün TB, Ayuso-Mateos JL, Chatterji S, Mathers C, Murray CJ. 2004. Global burden of depressive disorders in the year 2000. Br J Psychiatry 184:386–392.

Üstün TB, Sartorius N. 1995. Mental Illness in general health care: an international study. Chichester: Wiley.

Van den Hoofdakker RH. 1994. Chronobiological theories of nonseasonal affective disorders and their implications for treatment. J Biol Rhythms 9:157–183.

Versiani M, Oggero U, Alterwain P, Capponi R, Dajas F, Heinze-Martin G, et al. 1989. A double-blind comparative trial of moclobemide v. imipramine and placebo in major depressive episodes. Br J Psychiatry Suppl 6:72–77.

Vos T, Flaxman AD, Naghavi M, Lozano R, Michaud C, Ezzati M, et al. 2013. Years lived with disability (YLDs) for 1160 sequelae of 289 diseases and injuries 1990–2010: a systematic analysis for the Global Burden of Disease Study 2010. Lancet 380(9859):2163–2196.

Wang J. 2004. A longitudinal population-based study of treated and untreated major depression. Med Care 42:543–550.

Waraich P, Goldner EM, Somers JM, Hsu L. 2004. Prevalence and incidence studies of mood disorders: a systematic review of the literature. Can J Psychiatry 49:124–138.

Wasserman D, Rihmer Z, Rujescu D, Sarchiapone M, Sokolowski M, Titelman D, et al. 2012. The European Psychiatric Association (EPA) guidance on suicide treatment and prevention. Eur Psychiatry 27:129–141.

Watanabe N, Omori IM, Nakagawa A, Cipriani A, Barbui C, Churchill R, et al. 2011. Mirtazapine versus other antidepressive agents for depression. Cochrane Database Syst Rev 12:CD006528.

Watanabe N, Omori IM, Nakagawa A, Cipriani A, Barbui C, McGuire H, et al. 2008. Mirtazapine versus other antidepressants in the acute-phase treatment of adults with major depression: systematic review and meta-analysis. J Clin Psychiatry 69:1404–1415.

Wells KB, Stewart A, Hays RD, Burnam MA, Rogers W, Daniels M, et al. 1989. The functioning and well-being of depressed patients. Results from the Medical Outcomes Study. J Am Med Asoc 262:914–919.

Werneke U, Horn O, Taylor DM. 2004. How effective is St John's wort? The evidence revisited. J Clin Psychiatry 65:611–617.

Werneke U, Northey S, Bhugra D. 2006. Antidepressants and sexual dysfunction. Acta Psychiatr Scand 114:384–397.

WHO. 1992. The ICD-10 Classification of Mental and Behavioural Disorders – Clinical Descriptions and Diagnostic Guidelines. Geneva:World Health Organization.

WHO. 2004. World Health Organization The global burden of disease: 2004 update. Geneva:World Health Organization.

Whyte EM, Dew MA, Gildengers A, Lenze EJ, Bharucha A, Mulsant BH, et al. 2004. Time course of response to antidepressants in late-life major depression: therapeutic implications. Drugs Aging 21:531–554.

Wiegand MH, Lauer CJ, Schreiber W. 2001. Patterns of response to repeated total sleep deprivations in depression. J Affect Disord 64:257–260.

Wijkstra J, Burger H, van den Broek WW, Birkenhager TK, Janzing JG, Boks MP, et al. 2010. Treatment of unipolar psychotic depression: a randomized, double-blind study comparing imipramine, venlafaxine, and venlafaxine plus quetiapine. Acta Psychiatr Scand 121:190–200.

Wijkstra J, Lijmer J, Balk FJ, Geddes JR, Nolen WA. 2006. Pharmacological treatment for unipolar psychotic depression: systematic review and meta-analysis. Br J Psychiatry 188:410–415.

Wirz-Justice A, Graw P, Krauchi K, Sarrafzadeh A, English J, Arendt J, et al. 1996. 'Natural' light treatment of seasonal affective disorder. J Affect Disord 37:109–120.

Wirz-Justice A, Van den Hoofdakker RH. 1999. Sleep deprivation in depression: what do we know, where do we go? Biol Psychiatry 46:445–453.

Wisner KL, Perel JM, Findling RL. 1996. Antidepressant treatment during breast-feeding. Am J Psychiatry 153:1132–1137.

Wittchen HU. 2000. Epidemiology of affective disorders. In: Helmchen H, Henn F, Lauter H, Sartorius N. Contemporary psychiatry. Vol 3. Heidelberg: Springer. p. 231–241.

Wittchen HU, Jacobi F, Rehm J, Gustavsson A, Svensson M, Jonsson B, et al. 2011. The size and burden of mental disorders and other disorders of the brain in Europe 2010. Eur Neuropsychopharmacol 21:655–679.

Wittchen HU, Lieb R, Wunderlich U, Schuster P. 1999. Comorbidity in primary care: presentation and consequences. J Clin Psychiatry 60(Suppl 7):29–36.

Woodgett JR. 1990. Molecular cloning and expression of glycogen synthase kinase-3/factor A. EMBO J 9:2431–2438.

Working Group on the Management of Major Depression in Adults. 2008. Clinical practice guideline on the management of major depression in adults. Madrid: Ministry of Health and Consumer Affairs, Galician Health Technology Assessment Agency (HTA) (avalia-t).

Worthington JJ, Peters PM. 2003. Treatment of antidepressant-induced sexual dysfunction. Drugs Today (Barc.) 39:887–896.

Wu JC, Bunney WE. 1990. The biological basis of an antidepressant response to sleep deprivation and relapse: review and hypothesis. Am J Psychiatry 147:14–21.

Wulsin LR, Vaillant GE, Wells VE. 1999. A systematic review of the mortality of depression. Psychosom Med 61:6–17.

Yin L, Wang J, Klein PS, Lazar MA. 2006. Nuclear receptor Rev-erbalpha is a critical lithium-sensitive component of the circadian clock. Science 311:1002–1005.

Zajecka J. 2001. Strategies for the treatment of antidepressant-related sexual dysfunction. J Clin Psychiatry 62(Suppl 3):35–43.

Zesiewicz TA, Gold M, Chari G, Hauser RA. 1999. Current issues in depression in Parkinson's disease. Am J Geriatr Psychiatry 7:110–118.

Zullino D, Baumann P. 2001. Lithium augmentation in depressive patients not responding to selective serotonin reuptake inhibitors. Pharmacopsychiatry 34:119–127.

訳者略歴

山田 和男（東京女子医科大学 東医療センター精神科 教授）

1967年	東京都生まれ
1991年	慶應義塾大学医学部卒業
1991年	慶應義塾大学医学部精神神経科学教室
1992年	慈雲堂内科病院精神科（副医長）
1995年	慶應義塾大学病院漢方クリニック助手
2002年	慶應義塾大学医学部東洋医学講座講師
2003年	山梨大学医学部精神神経医学・臨床倫理学講座講師
2005年	東京女子医科大学東医療センター精神科講師
2007年	同准教授
2011年	同教授（現職）

医学博士，精神保健指定医
WFSBP双極性障害治療ガイドライン特別委員会委員
WFSBP単極性うつ病治療ガイドライン特別委員会委員

著訳書：『WFSBP版 双極性障害の生物学的治療ガイドライン：躁病急性期の治療』（星和書店），『WFSBP版 双極性障害の生物学的治療ガイドライン：双極性うつ病急性期の治療』（星和書店），『カプラン精神科薬物ハンドブック第4版』（メディカル・サイエンス・インターナショナル），『実践 漢方医学―精神科医・心療内科医のために』（星和書店），他

単極性うつ病の生物学的治療ガイドライン 第Ⅰ部：
大うつ病性障害の急性期と継続期の治療　2013年改訂版

2014年3月22日　初版第1刷発行

訳　山田 和男
発行者　石澤雄司
発行所　㈱星和書店
〒168-0074　東京都杉並区上高井戸1-2-5
電話　03（3329）0031（営業部）／03（3329）0033（編集部）
FAX　03（5374）7186（営業部）／03（5374）7185（編集部）
http://www.seiwa-pb.co.jp

©2014　星和書店　　Printed in Japan　　ISBN978-4-7911-0869-5

- 本書に掲載する著作物の複製権・翻訳権・上映権・譲渡権・公衆送信権（送信可能化権を含む）は㈱星和書店が保有します。
- JCOPY〈（社）出版者著作権管理機構 委託出版物〉
本書の無断複写は著作権法上での例外を除き禁じられています。複写される場合は，そのつど事前に（社）出版者著作権管理機構（電話03-3513-6969, FAX 03-3513-6979, e-mail：info@jcopy.or.jp）の許諾を得てください。

WFSBP（生物学的精神医学会世界連合）版

双極性障害の生物学的治療ガイドライン：双極性うつ病急性期の治療

H. Grunze, E. Vieta, G. M. Goodwin, C. Bowden,
R. W. Licht, H. J. Möller, S. Kasper,
& WFSBP Task Force on Treatment Guidelines
for Bipolar Disorders 著

山田和男 訳

B5判　72頁　1,600円

双極性障害の顕著な特徴は躁病と考えられているものの、双極性障害の患者にとってより大きな負担となるのは、大うつ病エピソードと抑うつ症状である。双極Ⅰ型でも、抑うつ状態の期間が躁状態または軽躁状態の3倍にもなる。さらに双極性うつ病は、躁病ではほとんど問題にならないであろう、診断の困難さや自殺リスクといった問題を抱えており、対応が大変難しい。本書は、生物学的精神医学会世界連合（WFSBP）が、科学的エビデンスに基づいて治療法に推奨グレードを付け、体系的に解説した実用的なガイドラインである。

発行：星和書店　http://www.seiwa-pb.co.jp　価格は本体(税別)です

WFSBP（生物学的精神医学会世界連合）版

双極性障害の生物学的治療ガイドライン：躁病急性期の治療

H.Grunze, E.Vieta, G.M.Goodwin, C.Bowden,
R.W.Licht, H.J.Möller, S.Kasper,
& WFSBP Task Force on Treatment Guidelines
for Bipolar Disorders 著

山田和男 訳

B5判　80頁　1,600円

本書は、生物学的精神医学会世界連合（WFSBP）が2009年に改訂した、「The World Federation of Societies of Biological Psychiatry（WFSBP）guidelines for the biological treatment of bipolar disorders: update 2009 on the treatment of acute mania.」の日本語訳である。双極性障害躁病急性期の治療は、近年、これまでの気分安定薬や定型抗精神病薬に関するエビデンスに加えて、アリピプラゾールなどの非定型抗精神病薬に関するエビデンスが増加してきた。躁病治療の基本をおさえEBMを実践するうえで、日常臨床に欠かせない一冊。

発行：星和書店　http://www.seiwa-pb.co.jp　価格は本体(税別)です

うつ病の完全な治療回復は可能か

Mike Briley 編　山田和夫 監訳
四六判変型（188mm×112mm）　56頁　1,600円

うつ病は長期的な展望に立った治療によって初めて「完全に治療回復する」ことを提示。再燃・再発を防ぐための長期的薬物療法の必要性がEBMに基づいて論証される。

高齢者におけるうつ病の診断と治療

Mike Briley 編　木村真人 監訳
四六判変型（188mm×112mm）　80頁　1,600円

高齢うつ病の疫学、生物学、鑑別診断、他の身体疾患との関連、また、ミルナシプランなどの抗うつ薬の高齢者に対する効果について、ポイントをわかりやすく説明する。

発行：星和書店　　http://www.seiwa-pb.co.jp　　価格は本体（税別）です

双極うつ病
包括的なガイド

リフ・S・エル-マラーク、S・ナシア・ガミー 編
田島 治、佐藤美奈子 訳
A5判　312頁　3,500円

うつ病は、双極性障害で最も多くみられるが、正確に診断することは難しい。本書は、双極うつ病と単極うつ病の診断モデル、誤診と過剰診断、ADHDとの鑑別など臨床家が知りたい情報を提供。

不安とうつの脳と心のメカニズム
感情と認知のニューロサイエンス

Dan J. Stein 著　田島 治、荒井まゆみ 訳
四六判　180頁　2,800円

うつ病、強迫性障害、パニック障害、PTSDなどの精神疾患における感情と認知の神経科学的な基盤を進化論的な視点も加えて、カラフルな図とともに分かりやすく解説。

発行：星和書店　http://www.seiwa-pb.co.jp　価格は本体(税別)です

向精神薬の薬物動態学

基礎から臨床まで

加藤隆一 監修　鈴木映二 著
B5判　256頁　3,800円

向精神薬の薬物動態の知識を、基礎から臨床場面における実態・問題点まで含めて解説したテキスト。一般身体科治療薬との相互作用や、患者の年齢・性別・疾患・食習慣等の影響についても詳述。

脳卒中における臨床神経精神医学 第2版

脳血管障害後の認知・行動・情動の障害

ロバート・G・ロビンソン 著　木村真人 監訳
A5判　512頁　5,800円

脳卒中患者は、うつ病をはじめとするいくつかの精神障害を併発する可能性が高い集団である。患者への早期からの治療的介入がうつ病等の発症を予防し、生存率が伸びることなどを詳しく示す。

発行：星和書店　http://www.seiwa-pb.co.jp　価格は本体（税別）です

こころの治療薬
ハンドブック 第9版

山口 登、酒井 隆、宮本聖也、吉尾 隆、諸川由実代 編
四六判　376頁　2,600円

日本国内で使用されている向精神薬を1つ1つ見開きページでわかりやすく解説。使用エピソードや処方・服用ポイントなど、専門家ほか患者さんや家族にも役立つ情報が満載。漢方薬の項目を新設した。

不定愁訴の診断と治療
よりよい臨床のための新しい指針

Francis Creed, Peter Henningsen, Per Fink 編
太田大介 訳・解説
A5判　260頁　2,900円

臨床家にとって重要な最新知見をまとめた有用な書。わが国の臨床の実際に合わせた解説を各章に加えた。心療内科医、総合診療医、あらゆる内科専門医と不定愁訴に携わるすべての方へ。

発行：星和書店　http://www.seiwa-pb.co.jp　価格は本体(税別)です

統合失調症が秘密の扉をあけるまで
新しい治療法の発見は、一臨床家の研究から生まれた

糸川昌成 著
四六判　132頁　1,400円

カルボニルストレスの発見から著者は、統合失調症の新しい治療法にたどり着く。ピリドキサミンによる医師主導治験を開始し、驚くべき結果が。臨床と研究の二つの世界から統合失調症の解明に挑む。

生体臓器移植ドナーの意思確認に関する指針
日本総合病院精神医学会治療指針6

日本総合病院精神医学会治療戦略検討委員会・
臓器移植関連委員会（主担当：西村勝治）企画・編集
四六判変型（188mm×112mm）　112頁　2,200円

わが国の生体臓器移植件数は近年増加傾向にあり、医療倫理の立場から精神科医に求められる役割は大きい。本書は生体臓器移植に精神科医が関与する妥当性・信頼性を支えるための指針である。

発行：星和書店　http://www.seiwa-pb.co.jp　価格は本体（税別）です